AF166990

Der Rücken und mehr

Von A wie Alter
bis
Z wie Zumba

von Ute Opper

Über eigene Erfahrungen mit der Körpertherapie

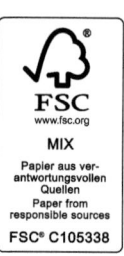

Bibliografische Information der Deutschen Nationalbibliothek
Die Deutsche Nationalbibliothek verzeichnet diese Publikation
in der Deutschen Nationalbibliografie; detaillierte bibliografische
Daten sind im Internet über http://dnb.d-nb.de abrufbar

Fotografie & Covergestaltung: Jörg Stracke,
www.ANNE-ANDERSEN.de

Satz: Tanja Stoll

1. Auflage 2014

Herstellung und Verlag: BoD – Books on Demand GmbH, Norderstedt

ISBN: 9783734764530

©2014 Ute Opper, Wettenberg
www.ute-opper.de

Ute Opper

Der Rücken und mehr

Von A wie Alter
bis
Z wie Zumba

Niemand ist frei, der über sich selbst nicht Herr ist!
Matthias Claudius

Wichtig

Bei Erkrankungen der Wirbelsäule wie z.B. Morbus Bechterew und Tumoren, auch bei Osteoporose, ist die Eigenbehandlung mit Tennisball nicht zu empfehlen. Halten Sie Rücksprache mit ihrem Hausarzt, oder schreiben Sie mir.

Inhaltsverzeichnis

Von A wie Alter bis Z wie Zumba   10

A   Das Alter, Anekdoten   10

B   Bowtech oder ArT   11

C   Chakra   13

D   Dickdarm, Dorntherapie,
Dynamische Wirbelsäulentherapie   16

E   Entspannung, Eisenmangel, Eigenbehandlung,
Erfahrungsberichte, Energietraining   24

F   Fibromyalgie, Fitness   43

G   Ganzheitliche Behandlung   45

H   Hexenschuss, Homöopathie   47

I   Iliosacralgelenke, Igelballmassage   49

J   Jacobsen-Muskelentspannung, eine Kurzform   50

K   Körpergefühl   51

L   Lasertherapie   51

M   Migräne   52

N   Nase-Nasenbein-Os nasale   54

O   Ohrakupunktur, Osteoporose   54

P   Powerworking, Praxisbeispiele   55

Q   Qi-Gong-Übung, Erfahrungsbericht   59

R Rückengymnastik, Reime   60

S Schlafstörungen   62

T Therapieformen, Tinnitus   63

U Urologie   64

V Versuche bzw. Eigenversuche   65

W Wechseljahre   66

X Nicht X-Man sondern X-Frau   66

Y Yin und Yang, Yoga   67

Z Zirkeltraining, Zumba   67

Das Ende ist der Anfang   69

– Aus meinem Leben –   72

Für Therapeuten und die, die es werden wollen, meine Ausbildung
zur Cranio-Sacral Therapeutin mit Erlebnisberichten   79

Vorwort

Nun bin ich seit fast 8 Jahren als Therapeutin tätig und sehe so viele Menschen mit Beschwerden in dem ganzen Körper, die unklar sind und die sie nicht zuordnen können. Diesen Menschen möchte ich Hoffnung geben, über eigene Übungen und das Verständnis für den Körper, eine Linderung zu erhalten. Oft wurde mir die Frage gestellt, wie mein Weg von einer Bauerntochter zur Heilpraktikerin ausgesehen hat. »Schreib das doch mal auf!« forderten mich Freundinnen und Freunde, Patientinnen und Patienten oder Kursteilnehmer auf, wenn man so ins Gespräch über Werdegang und Therapien kam. Und so war ich motiviert, mal etwas aufzuschreiben. Es ist nun ein Text entstanden, der ganz Unterschiedliches enthält: Einen Ratgeber, Biographisches, Anekdotisches und Berufliches, wobei meine Ausbildung zur Cranio-Sacral Therapeutin eher ausführlicher ist. Da mein persönlicher Lebensweg von solchen Erfahrungen geprägt ist, möchte ich also mit diesem Text aufzeigen, wie ich mich zur Heilpraktikerin entwickelt habe und was meine therapeutischen Ziele und Schwerpunkte sind. Auch sollen die Patientinnen und Patienten erfahren, dass mir ein ganzheitliches Vorgehen wichtig ist, um Körper, Geist und Seele ins Gleichgewicht zu bringen. Eigene Therapieerfahrungen, die für meine Entwicklung nicht unwichtig sind, und Behandlungsberichte von Patientinnen geben vielleicht dazu Aufschluss.

Somit hoffe ich, dass es für den Leser und die Leserin informativ ist und für alternative Therapien durch eine Heilpraktikerin/einen Heilpraktiker anregt.

Danken möchte ich schon hier allen Menschen, die durch Gespräche und Textbeiträge mein Druckwerk ermöglicht haben.

Wettenberg-Krofdorf-Gleiberg

Von A wie Alter bis Z wie Zumba

A – wie Alter. Woran ich merke, dass ich älter werde.

Früher hingen die Spinnweben bei der Mutter und Schwiegermutter, heute hängen sie auch bei mir.

Letztens habe ich mit meiner neuen Gleitsichtbrille die Küche geputzt und die Schubladen aufgeräumt, es hat sich gelohnt!

Neue, vergrößernde Spiegel im Bad sollte man vermeiden. Bis dahin dachte ich auch noch, ich hätte keine Falten.

Auch mein Körper kommt nicht mehr in diese Form, die ich gewöhnt war. Natürlich könnte man mit konsequentem Umgang mit Nahrungsmitteln und Sport einiges wettmachen, aber mir fehlt momentan die Disziplin. Ich belohne mich gerne mit einem Stück Kuchen oder einem Stückchen Schokolade. Aber ich mache auch gerne Sport.

Die Wechseljahre hatten auch mich erreicht. Kalte Hände und Füße wurden ausgetauscht gegen Hitze und Schwitzen. Alkohol und langes Feiern verträgt man nicht mehr so gut. Panikattacken treten auf (gefühlter Herzinfarkt) und machen das Leben nicht leichter. Die Kinder werden ins eigene Leben geschickt.

Bis ich vor kurzem 56 wurde, habe ich mich immer gefragt, wer eigentlich zur Fußpflege geht und »Warum«. Die Erkenntnis kommt schlagartig. Die Arme werden zu kurz! Sind Sie eingegangen? Die Beweglichkeit im Rücken lässt nach. Auch die Nägel wachsen immer schneller. So was ist doch ärgerlich!? Und singen kann ich auch: »Sie hatte schneeweißes Haar«.

Als letztes noch – früher träumte ich vom Sex, heute träume ich vom Essen, Oma zu werden und ein Buch zu schreiben. Ha Ha!

A – wie Anekdote.

An einem Sonntagmorgen war ich mit meiner Oma Emma zu Hause und hatte (was mir gar nicht lag) ein weißes Kleidchen an. In unserem Garten gab es viel zu sehen und so schaute ich herum, sah ein ganz großes Fass mit einer Schraube dran. Was lag da näher – ich war ja schon immer sehr neugierig – als an dieser Schraube etwas zu drehen. Doch es war ein Jauchefass! Die Jauche lief raus, nicht nur auf mich und das schöne, weiße Kleid, sondern dann auch auf den Gartenpfad und den ganzen Hof. Meine Oma Emma kam aufgeregt angelaufen und das Fass wurde abgestellt. Ich kam in die Badewanne, das Kleid in die Waschmaschine. Das Kleid war zwar nicht mehr das Alte, aber noch zu gebrauchen und ich war zwar noch die »Alte«, aber um eine Erfahrung reicher.

B – wie Bowtech oder ArT.

Bei der Australischen regenerativen Tiefenentspannung (ArT) werden sowohl bei Menschen als auch bei Tieren Impulse an den Körperstellen gegeben, an denen sich Akupunkturpunkte befinden, Meridiane verlaufen und wo Faszien stark ausgeprägt sind. Die Punkte werden mit Daumen oder Zeigefinger stimuliert.

Diese Impulse wirken auf die Meridiane ein, lösen Blockaden des Energieflusses und unterstützen so wirkungsvoll die Aktivierung der Selbstheilungskräfte. ArT zählt zu den ganzheitlichen Verfahren und löst Blockaden in Körper, Geist und Seele.

Durch ArT können physische und psychosomatische Symptome, Schmerzen und Erschöpfungszustände sowie negative Stressreaktionen positiv beeinflusst werden. Die Methode trägt zur Steigerung des allgemeinen Wohlbefindens bei Mensch und Tier bei und dient der Gesunderhaltung.

ArT ist ein besonders wirksames Entspannungsverfahren, durch das Blockaden gelöst werden, welche vorher zu Spannungen in Geist, Psyche und Körper geführt haben. Dieser ganzheitliche Ansatz unterstützt die natürliche Vitalisierung, Regeneration und dient der Gesunderhaltung.

»Unbewegliches wird beweglich, die Stimmung erhellt, Körper, Geist und Seele werden frei.«

Der Körper arbeitet einige Tage nach. Die Folgebehandlung sollte frühestens nach 5 Tagen und spätestens nach 10 Tagen erfolgen. Verhaltensregeln für den Kunden:

1. Viel Wasser trinken und bewegen!

2. Nicht heiß und nicht eiskalt duschen.

3. Die ersten drei Tage nach der Behandlung nicht die Sauna besuchen.

4. Keine Massage nach der Behandlung, keine Reizstrombehandlung.

5. Magnetarmbänder über den Behandlungszeitraum ablegen.

6. Sport – Ja! Aber keine zu große Anstrengung.

ArT oder Bowtech wende ich an bei Bandscheibenvorfällen, Bluthochdruck, Epikondylitis, Fußsohlenbeschwerden, Fibromyalgie, Ischias, Kreuzbeinschmerzen, Kopfschmerzen, Migräne, Muskelbeschwerden, Schulterbeschwerden, Schwindel, Skoliosen, insbesondere bei Kindern, und bei vielem mehr!

Ausbildung Paracelsus Schule Gießen (giessen@paracelsus.de)
Text von Herrn Folkerts

Meine Erfahrungen mit Bowtech von U. M: Da ich auch während meiner depressiven Phase sehr angespannt war, schlug mir Ute eine Bowtech-Behandlung vor. Die zumeist schmerzfreien Griffe während der Bowtech Anwendung setzen an Muskulatur, Sehnen und Nervensträngen an und bringen den gesamten Organismus wieder ins Gleichgewicht.

Bowtech setzt nur die Impulse, während sich der Körper an seine Selbstheilungskräfte erinnert und sich die Balance wie von selbst einstellt. Diese Technik brachte meinen Körper in einen sehr entspannten Zustand, in dem er in der Lage war, seine Selbstheilungskräfte zu aktivieren. Bowtech beschränkt sich nicht nur auf die körperlichen Symptome, sondern berücksichtigt auch meine emotionale und mentale Situation. In der Nacht nach der ersten Behandlung hatte ich einen sehr realistischen Traum, den ich mit meinem Psychotherapeuten aufgearbeitet habe. Dies brachte mich in meiner Therapie einen großen Schritt nach vorne.

C – wie Chakra.

Die sieben Kraftzentren kommen aus der indischen Yogatradition, die Tausende von Jahren alt ist. Das Sanskritwort »Chakra« bedeutet Energiewirbel bzw. Kraftzentrum. Es gibt sieben Haupt-Chakras in der Körpermittellinie und Neben-Chakras in Händen und Füßen. In der indischen Tradition werden die Chakras auch als Lotusblüten mit einer genau festgelegten Anzahl von Blättern dargestellt. Man stellt sich diese Energiezentren am Übergang des physischen Körpers zum feinstofflichen Körper vor. Neurophysiologisch geht man davon aus, dass die Chakras wie eine Art Nervengeflecht mit feinsten Kanälchen, den sogenannten Nadis, verbunden sind. Dieses Netzwerk scheint große Ähnlichkeit mit den Meridianen zu haben, die wir aus der chinesischen Akupunkturlehre kennen. Jedes Chakra steht mit Organen, Drüsen und Geweben in Verbindung. Man nimmt an, dass die Chakra Prana, auch im chinesischen Qi-Energie genannt, die individuelle Lebensenergie aufnimmt und über die Nadis in den Körper verteilt. Ist ein Chakra blockiert, kommt es über kurz oder lang auch zu Störungen im Organsystem. Zuerst machen sich Stauungen im Energiefluss in negativen Emotionen und Gedanken bemerkbar, in Müdigkeit und Antriebslosigkeit, danach in Fehlhaltungen und muskulären Verspannungen.

Die mir bekannten Wege, die den Energiefluss in den Chakras anregen, sind:

Yogaübungen, Meridianübungen, Qi-Gong, Tai Chi, Energiearbeit sowie Energieübertragung (Reiki), Akupunktur, Farben und Töne.

Zu den sieben Haupt-Chakras gehören:

1. Wurzel- oder Basis-Chakra. Diesem wird die Farbe Rot zugeordnet, das Element Erde und die Sinnesfunktion Riechen. Körperlich werden Wirbelsäule, Knochen, Zähne, Dickdarm und Blutaufbau zugeordnet.

2. Sakral- oder Sexual-Chakra. Diesem wird die Farbe Orange zugeordnet, das Element Wasser und die Sinnesfunktion Schmecken. Körperlich werden der Beckenraum, die Fortpflanzungsorgane, Nieren, Blase, Prostata und Lymphe zugeordnet.

3. Solarplexus- oder Nabel-Chakra. Diesem wird die Farbe Gelb, das Element Feuer und die Sinnesfunktion Sehen zugeordnet. Körperlich werden der mittlere Rücken, die Bauchhöhle, Verdauungsorgane, Leber, Milz, und das vegetative Nervensystem zugeordnet.

4. Herz-Chakra. Diesem wird die Farbe Grün, das Element Feuer und die Sinnesfunktion Tasten zugeordnet. Körperlich werden das Herz, der obere Rücken, der Brustkorb und das Kreislaufsystem zugeordnet.

5. Kehlkopf-Chakra. Diesem wird die Farbe Hellblau, das Element Luft und die Sinnesfunktion Hören zugeordnet. Körperlich werden der Hals, Nacken, Kieferbereich, Stimme, Luftröhre und Bronchien zugeordnet.

6. Stirn-Chakra oder Drittes Auge. Diesem werden Indigoblau, das Element Luft und alle Sinnesfunktionen zugeordnet. Körperlich werden Gesicht, Augen, Ohren, Nase, Nebenhöhlen und Kleinhirn zugeordnet.

7. Scheitel-oder Kronen-Chakra. Hier wird die Farbe Violett, das Element Luft und alle Sinne zugeordnet. Körperlich wird das Großhirn zugeordnet.

Zu den Neben-Chakras gehören: Die Fuß-Chakras, sie nehmen Erd-energie auf, stehen mit den unteren Körper-Chakras in Verbindung und können bei starker Anspannung die Energie auch abgeben.

Die Hand-Chakras sind stark ausstrahlend und stehen mit den oberen Chakras in Verbindung. Über die Hand-Chakras kann Energie weitergegeben werden.

Auszüge aus dem Buch von Li Wu (Univ. Yun Nan) und Anna Cavelius: Das Chakra Gesundheitsbuch

C – wie Cranio-Sacral Therapie

Meine Erfahrungen habe ich in dem begleitenden und nachfolgenden Bericht geschrieben, der zu meiner Ausbildung gehörte. Momentan nutze ich die Cranio-Sacral Therapie, um den Ursprung einer Erkrankung zu finden. Dieser kann sowohl auf einem alten Trauma beruhen, psychischer oder körperlicher Natur sein, oder auch aus einem Sturz resultieren. Das Kreuzbein oder auch das Steißbein können dadurch verschoben sein und die Schieflage kann sich über Jahrzehnte fortsetzen. Auch kann die Ursache beim Nasenbein liegen. Dies war oft nicht mehr zu ermitteln, wie z.B. bei Handballspielern, die einen Ball oder Ellenbogen an den Kopf bekommen haben. Auch ein aufgeblasener Airbag kann zur Ursache eines Nackentraumas werden. Es gibt viele Möglichkeiten, alte Traumen (Operationen, Narben) im Körper zu haben. Diese müssen gefunden und aufgelöst werden. Es kann auch einfach nur eine Schiefstellung oder muskuläre Überanstrengung sein, die zu diesem ganzheitlichen Beschwerdebild führen.

D – wie Dickdarm

Eine Dickdarmausstreichübung: Der Bauch wird abends oder morgens im Bett ausgestrichen, und zwar von rechts unten über den Nabel quer rüber nach links unten. Anschließend folgt ein sanftes Kreisen, um die Dickdarm-Peristaltik anzuregen und eventuelle Gasbildung auszustreichen.

D – wie Dorntherapie.

Diese ist eine Form der Wirbelregulation, die mit der eigenen Bewegung arbeitet. Die Wirbel werden durch Zug der Muskulatur wieder in die richtige Position gebracht. Dabei werden sie sanft geschoben, was doch ab und zu etwas Schmerz hervorruft, wenn der Druck zu stark ist. Die Dorntherapie ist auf die Wirbelsäule begrenzt, daher arbeite ich bei Migränepatienten und ISG-Blockaden mit Cranio-Sacral Therapie oder anderen Methoden.

Dorn-Therapie

Die Dorn-Therapie behandelt blockierte Wirbelkörper. Es ist keine Chiropraktik. Bei der Dorn-Therapie werden nur die betroffenen Wirbel gerichtet. Dies geschieht durch eigene Bewegungen des Patienten und durch Druck vom Therapeuten am entsprechenden Wirbelkörper. Diese Therapie lässt sich gut mit einer Massageeinheit verbinden. Dorn-Therapie verlangt viel Einfühlungsvermögen (wie Dorn sagt, »die Begabung«, und die hat nicht jeder). Die Chiropraktiker strecken und dehnen die Wirbelsäule und arbeiten nicht gezielt an einem Wirbel, haben jedoch das gleiche Ziel – die Wirbel zu richten.

Zur Geschichte: Dieter Dorn bewirtschaftete im Allgäu einen Bauernhof und ein Sägewerk. Er hatte dann selbst einen Hexenschuss und konnte seine Tätigkeit nicht ausüben. Im Nachbardorf wohnte ein alter Mann, der ihn mit dieser Therapie heilte. Dorn behandelte Familie und Freunde und entwickelte die Methode weiter. Viele Ärzte und Therapeuten lernten seine Methode. Die Dorn-Therapie ist sanft, ohne Ruck und Reißen, und in der Regel völlig ungefährlich.

Zur Anatomie: Die Wirbelsäule hält den Körper aufrecht, trägt den frei beweglichen Schädel und stützt Schulter und Beckengürtel. Die Wirbel werden nach unten hin größer, weil das Gewicht, das sie zu tragen haben, auch immer größer wird. Das doppelte »S« und die Zwischenwirbelscheiben dienen zur Pufferung. Weitere Aufgaben sind der Gleichgewichts- und Bewegungsausgleich beim Gehen und Stehen (z.B. Schwangerschaft). Sind die Wirbel übereinander gestellt, entsteht der Wirbelkanal, in dem das Rückenmark läuft. Die Wirbelsäule schützt das Rückenmark und leitet die Nerven zu bestimmten Körperteilen und Organen heraus. Die Halswirbelsäule hat eine Besonderheit. In den seitlichen Querfortsätzen läuft die Vertebral Arterie, die bei Schiefstellung des Wirbels Schwindel auslösen kann.

Verschiedene Symptome: Bei Beckenschiefstellung können Ischias Symptome wie Kribbeln und Schmerzen in den Beinen auftreten. Nach langem Sitzen ist das Aufstehen eine Qual und nachts ist das Umdrehen eine Anstrengung.

Ist die Lendenwirbelsäule blockiert, fällt das Bücken schwer. Bei der Brustwirbelsäule kann die Atmung eingeschränkt sein und das Herz zu rasen beginnen. Auch Ausstrahlungen in einen oder beide Arme sind möglich.

Die Halswirbel strahlen in die Schulter oder in die Arme aus. Kopfschmerzen können sich bemerkbar machen. Die Kiefergelenke sind meist mit betroffen und hängen dicht mit dem ersten Halswirbel zusammen. Druck auf dem Ohr und Knacken und Knirschen im Kiefer sind häufige Symptome.

Aus dem Buch: Die Methode Dorn von Gerda Flemming

D – wie Dynamische Wirbelsäulentherapie (Wirbelsäulenbegradigung)

Die Korrektur von Wirbelkörperverschiebungen erfolgt über gezielten Muskelzug einer dynamischen Bewegung, die vom Behandler angeleitet, unterstützt und vom Patienten ausgeführt wird. Da nur mit der Kraft des Patienten gearbeitet wird, ist diese Methode sanft und kann auch bei sonst heiklen Krankheitsbildern (Osteoporose) angewandt werden. Entscheidendes Element ist grundsätzlich immer erst die Kontrolle – und wo notwendig – die Korrektur der gesamten Beckenstatik.

Erst danach wird die Wirbelsäule behandelt. Die Therapie behandelt Becken, Lendenwirbel, Brustwirbel, Halswirbel und Kiefergelenk sowie die erste Rippe.

Das Becken kann in acht verschiedene Richtungen blockiert sein und wird nacheinander kontrolliert und gelöst oder eingerichtet. Danach werden die Lendenwirbel durch muskulären Zug gerichtet. Bei den Brustwirbeln werden verschiedene Methoden eingesetzt. Im Halswirbelbereich wird eine sanfte Methode im Liegen genutzt. Hier werden dann auch das Kiefergelenk und die erste Rippe gerichtet. Diese Therapie ist für Erwachsene, Jugendliche mit Rücken- und Kopfschmerzen sowie Kinder geeignet.

Das Becken

Die Erfahrung hat gezeigt, dass man am Becken beginnen muss, um sich nach oben zu arbeiten. Das Becken wird an folgenden Stellen kontrolliert:

- Kontrolle der Beckenschaufel im Stehen
- Im Liegen
- Kontrolle Schambein
- ISG Kontrolle im Sitzen
- Kontrolle Kreuzbein

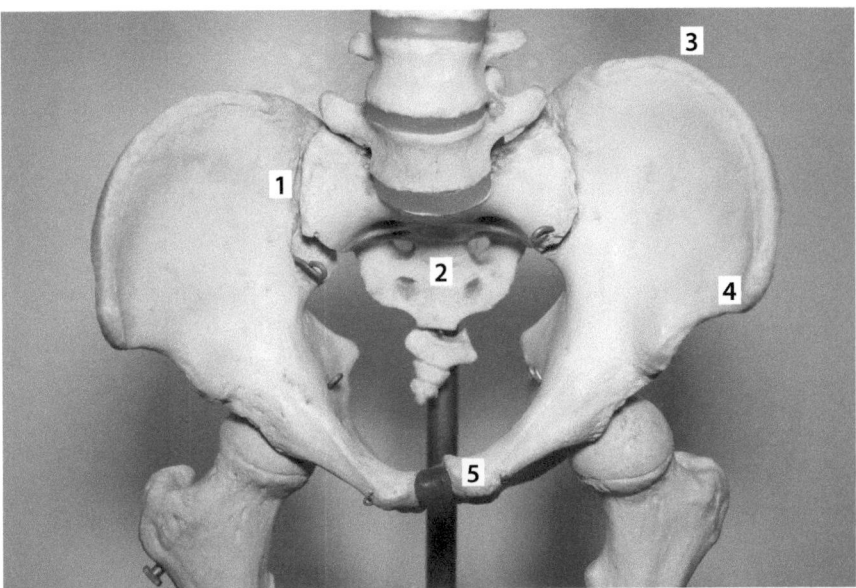

Bild 1 1. Ileosacralgelenk (auch ISG genannt)   3. Beckenschaufel
2. Kreuzbein   4. Darmbeinstachel
5. Schambein

Korrektur im Liegen: Der Patient (B4) oder Partner (B3) zieht das betroffene Bein zur Seite. Der Behandler zieht den Fuß sanft nach oben. Kontrolle des Beckens am Darmbeinstachel (Bild 2).

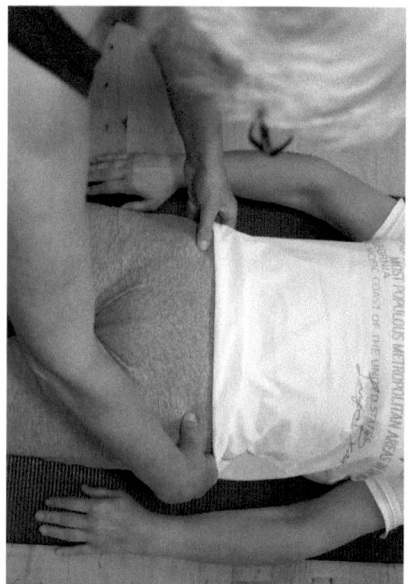

Bild 2

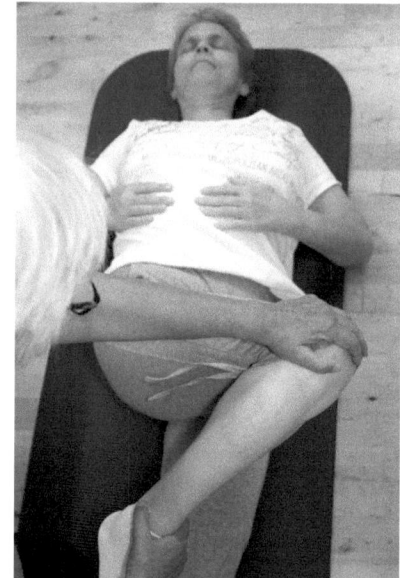

Bild 3

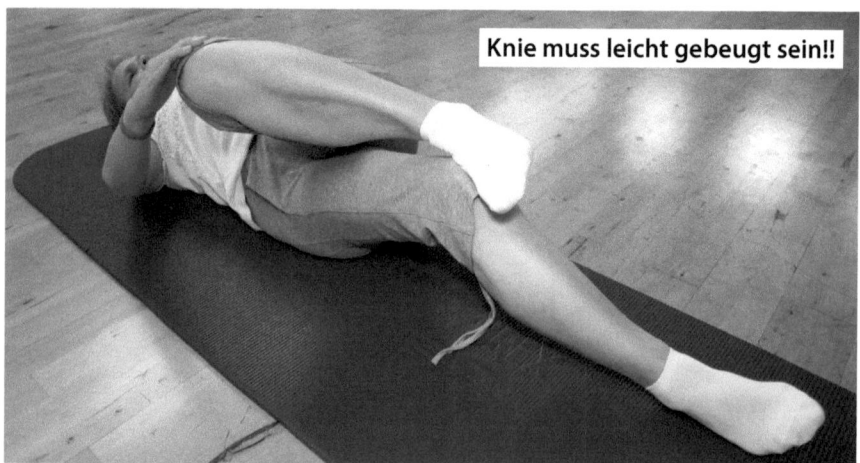

Knie muss leicht gebeugt sein!!

Bild 4

Das Schambein (Bild 1/5)

Korrektur des Schambeins: Im Stehen das betroffene Bein nach hinten schwingen!

Das ISG (Bild 1/1), siehe Zeichnung/Bild 6, wird im Stehen nach Dorn korrigiert. Das betroffene Bein wird auf ein Buch gestellt und das andere Bein vor und zurück geschwungen. Kontrolle ISG und Schambein!

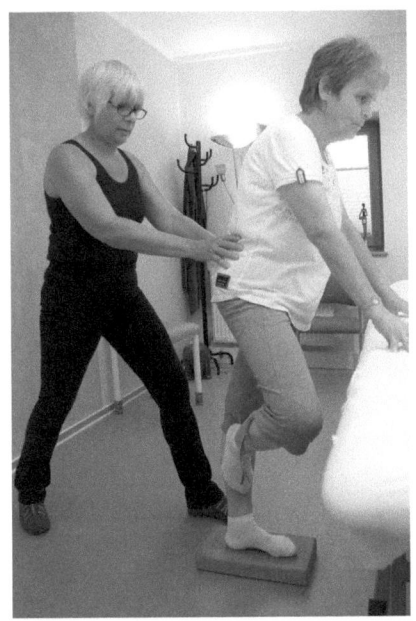

Bild 5

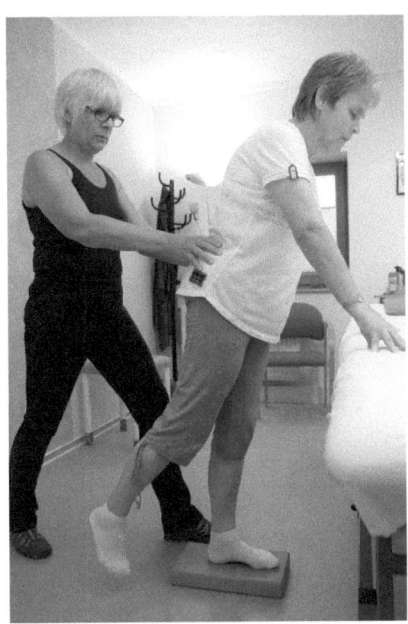

Bild 6

Korrektur des Kreuzbeins: Im Stehen wird die höhere Stelle mit dem Handballen fixiert und gedrückt. Dabei muss der Patient das Becken kreisen (rechts, links, dann vor und zurück). Kontrolle Kreuzbein!

Die Lendenwirbel

Kontrolle der einzelnen Lendenwirbel und dann die Korrektur nach Dorn. Gegenseite schwingen (Bild 6) oder evtl. nach Popp mit dem Knie nach außen schwingen (Bild 5).

Brustwirbel und Halswirbel

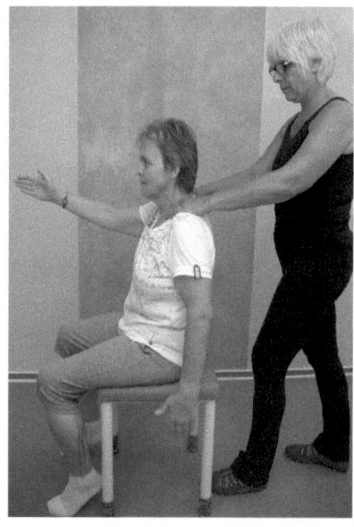

Die Kontrolle der Brustwirbel erfolgt im Sitzen! Jetzt kommen die Arme zum Einsatz. Die betroffene Seite halten und drücken und beide Arme – evtl. einen Arm – schwingen (Bild 7).

Der 7. HW wird durch den Ellenbogen korrigiert. Dieser wird zur Decke geschoben.

Bild 7

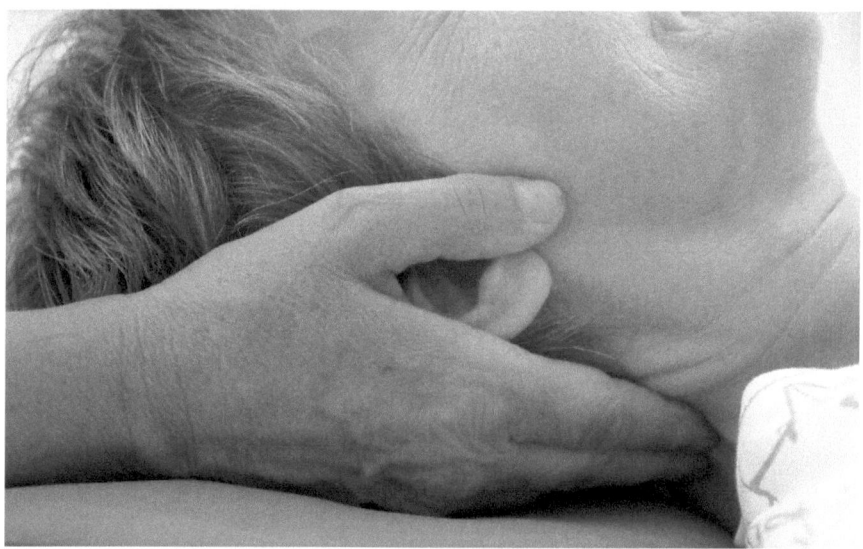

Bild 8

Kontrolle der HWS im Liegen, der verschobene Wirbel wird gedrückt und der Kopf leicht geschaukelt.

Kontrolle am Kopfende, Mastoid und Kiefergelenk.

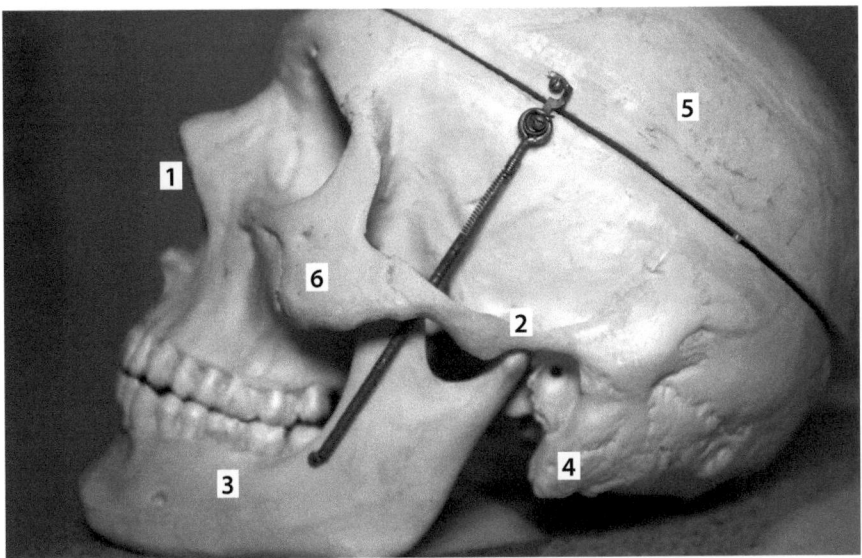

Bild 9   1. Gesichtsknochen/Nasenbein   4. Mastoid
           2. Kiefergelenk   5. Kopfebene/Scheitelbein
           3. Unterkiefer   6. Jochbein

Zum Einrichten des Kiefers wird der Mund (Bild 10) geöffnet und am Unterkiefer gegengehalten und dann geschlossen. Kontrolle am Kiefer und Mastoid.

Das Kopfende C0/C1 wird noch gehalten, bis sich die Struktur entspannt (Bild 11).

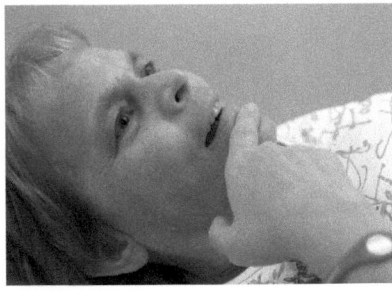

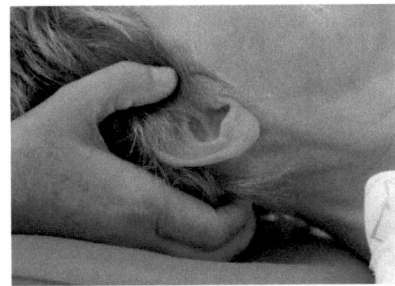

Bild 10   **Bild 11**

E – wie Entspannungsgeschichten und eine Übung, die ich für Euch gefunden habe!

Eine Übung, wenn Sie den Eindruck haben, von Emotionen überwältigt zu werden, von Matthieu Ricard aus dem Buch »Glück«! Genaueres in der Literaturliste.

Stellen Sie sich ein sturmgepeitschtes Meer mit haushohen Brandungswellen vor – jede neue noch riesiger als die Vorausgegangene. Gleich werden die Wellen Ihr Boot verschlingen. Ihr Leben hängt ab von diesen wenigen Metern, die Sie noch von der sich auftürmenden Wasserwand trennen. Stellen Sie sich nun vor, dass Sie die gleiche Szene aus einem in großer Höhe dahingleitenden Flugzeug beobachten. Aus dieser Perspektive bilden die Wellen ein feines, weißblaues Mosaik, das kaum merklich auf der Wasseroberfläche tanzt. Aus solcher Höhe in der Stille des Raumes nimmt Ihr Auge diese fast bewegungslosen Muster jetzt wahr, und dabei verschmilzt Ihr Geist mit dem lichten, klaren Himmel.

So real die Wellen von Wut oder zwanghaften Vorstellungen auch anmuten mögen – rufen Sie sich in Erinnerung, dass sie lediglich Phänomene sind, die der eigene Geist hervorgebracht hat. Sie tauchen auf und verschwinden anschließend wieder. Warum verharren Sie also auf dem Boot eines von Sorgen geplagten Geistes? Lassen Sie den Geist soweit werden wie den Himmel und Sie werden feststellen, dass die Wellen der Geistesgifte alle Kraft, die Sie ihnen zugeschrieben haben, verlieren.

Das Märchen von der traurigen Traurigkeit

Es war einmal eine kleine Frau, die einen staubigen Feldweg entlanglief.

Sie war offenbar schon sehr alt, doch ihr Gang war leicht und ihr Lächeln hatte den frischen Glanz eines unbekümmerten Mädchens.

Bei einer zusammengekauerten Gestalt, die am Wegesrand saß, blieb sie stehen und sah hinunter.

Das Wesen, das da im Staub des Weges saß, schien fast körperlos. Es erinnerte an eine graue Decke mit menschlichen Konturen.

Die kleine Frau beugte sich zu der Gestalt hinunter und fragte: »Wer bist du?« Zwei fast leblose Augen blickten müde auf. »Ich? Ich bin die Traurigkeit«, flüsterte die Stimme stockend und so leise, dass sie kaum zu hören war.

»Ach die Traurigkeit!«, rief die kleine Frau erfreut aus, als würde sie eine alte Bekannte begrüßen. »Du kennst mich?«, fragte die Traurigkeit misstrauisch. »Natürlich kenne ich dich! Immer wieder einmal hast du mich ein Stück des Weges begleitet«.

Weiterlesen im Internet oder Lucy Körner Verlag siehe Liste!

Die Geschichte wurde mir vor 5 Jahren von einer Kursteilnehmerin geschenkt. Für mich ist diese Geschichte sehr schön! Unter »Therapeutische Märchen und NLP Metaphern« sind noch mehr solcher Märchen im Internet zu finden.

Die Wiese der Träume

Vor langer Zeit hatte ein Bauer über Jahre viel Pech gehabt. Seine Ernte war vertrocknet, seine Frau hatte ihn verlassen, und sein Sohn vertrank das bisschen Geld, das ihnen noch geblieben war. Jeden Tag, wenn der Bauer ins Bett ging, fragte er sich, wie er den nächsten Tag überstehen sollte. Er schlief vor Sorgen schlecht und stand am nächsten Morgen völlig zerschlagen wieder auf. Schließlich wusste er sich keinen Rat mehr und ging zu dem Doktor ins Dorf, um sich ein Schlafmittel zu holen. Der Doktor hörte sich seinen Kummer geduldig an, ging dann an seinen Schreibtisch und holte ein geheimnisvolles Kästchen aus der Schublade, das er dem Bauern reichte. »Was ist das?«, fragte dieser und öffnete das Kästchen. Auf dem mit dunklem Samt ausgeschlagenen Boden des Kästchens entdeckte er eine einzelne runde Pille, die in Perlmuttfarben schimmerte. »Diese Tablette wird dir in Zukunft einen ruhigen Schlaf schenken.« »Eine einzige Pille?«, fragte der Bauer zweifelnd. »Ja. Diese Pille ist etwas Besonderes. Ich habe sie lange Jahre aufbewahrt, aber nun schenke ich sie dir, du scheinst sie dringender zu brauchen als ich«, sagte der Doktor feierlich.

Der Bauer bedankte sich ehrfürchtig, obwohl er sich nicht ganz vorstellen konnte, was an dieser Tablette so besonderes sein sollte. Der Doktor erklärte ihm noch, wie er sie einnehmen sollte, dann schickte er den Bauern nach Hause. Dieser ließ am Abend die kleine perlmuttfarbene Kugel in ein Glas mit Wasser gleiten und beobachtete, wie sie sich langsam auflöste. Dann trank er das Glas leer bis auf den Grund und ging ins Bett. Er fragte sich immer noch, warum der Doktor so ein Aufhebens um die Pille gemacht hatte, als ihn plötzlich eine bleierne Müdigkeit überkam...

Das Nächste, was er wahrnahm, war die Kälte, die durch seinen Schlafanzug drang und das kühle feuchte Gras an seinen Füßen. Gras? Er öffnete die Augen und sah, dass er auf einer Anhöhe am Zaun seines Grundstücks stand und auf seine Wiese hinabblickte. Merkwürdige Silhouetten waren dort zu sehen, manche sehr groß, andere klein. Er kniff die Augen zusammen und erkannte, dass die Großen sich bewegten, während die Kleinen am Rand der Wiese sich nicht von der Stelle rührten. Über ihm riss die Wolkendecke auf, und der Vollmond tauchte die Wiese in ein gespenstisches Licht. Jetzt erkannte der Bauer, dass es menschenähnliche Gestalten waren, die sich da auf seiner Wiese aufhielten. Drei waren viel größer als er selbst und stampften furchteinflößend hin und her, zwei andere waren klein und kauerten am Rand auf dem Boden. Als er genauer hinsah, bemerkte er, dass diese die Augen geschlossen hatten und zu schlafen schienen. Keine der Gestalten nahm Notiz von ihm. Plötzlich hatte der Bauer das Gefühl, dass er nicht alleine war. Er blickte sich um, doch er konnte niemanden sehen. »Nun, erkennst du sie?«, formte sich eine Frage in seinem Kopf. Er blickte sich noch einmal um, doch niemand außer ihm und dem Mond schien Zeuge des Geschehens auf der Wiese zu sein. »Erkennen? Wen?«, fragte der Bauer laut. »Schau sie dir genau an, du kennst sie alle!«, antwortete die Stimme in seinem Kopf, und das Mondlicht schien sich noch stärker auf die Wiese zu konzentrieren. Der Bauer blickte auf eine der riesenhaften

Gestalten und bemerkte erst jetzt, dass diese heulte und schluchzte. Die Stimme hatte Recht. Er kannte diese Wesen tatsächlich. »Das sind der Kummer und die Tränen, die ich jeden Tag zurückhalte«, dachte der Mann traurig. »Und das«, sein Blick wanderte auf eine weitere Gestalt, die mit Fäusten auf den Boden schlug. »ist die Wut, die ich jedes Mal empfinde, wenn ich daran denke, wie mein Sohn unser letztes Geld versäuft.« Mit geballten Fäusten erkannte er nun auch den letzten Koloss, der dumpf ins Leere starrte: »Das ist meine Hoffnungslosigkeit, die ich jeden Abend spüre, wenn ich ins Bett gehe.« Er seufzte.

Einige Wolken zogen vorbei und verdunkelten den Mond teilweise, so dass das Licht jetzt auf die beiden kleinen Gestalten am Rand der Wiese fiel. »Wer sind die Beiden? Ich kenne sie nicht«, fragte der Bauer laut. »Sieh genau hin, dann erinnerst du dich vielleicht an sie«, erklang wieder die Stimme in seinem Kopf. Der Bauer wandte seine ganze Aufmerksamkeit diesen Beiden zu, die die Augen immer noch geschlossen hielten. Irgendwie kamen sie ihm bekannt vor, doch er konnte sich nicht erinnern.

»Das sind deine Lebensfreude und deine Zuversicht«, erklang wieder die Stimme in seinem Kopf. »Sie schlafen. Aber sie sind noch immer da. Die anderen drei sind so groß, weil du ihnen durch deine Aufmerksamkeit so viel Nahrung zum Wachsen gegeben hast. Sie sind Riesen geworden, weil du der Trauer, der Wut und der Hoffnungslosigkeit so viel Platz in deinem Leben eingeräumt hast. Und entsprechend sind die Lebensfreude und die Zuversicht geschrumpft. Sie schlafen, weil du sie vergessen hast. Aber sie sind immer noch da, und sie werden es auch immer sein. Du kannst sie wieder wecken.«

»Wie?«, fragte der Bauer. »Indem du dich an sie erinnerst«, vernahm er die Stimme.

Angestrengt kramte der Bauer in seinem Gedächtnis und erinnerte sich daran, wie er so häufig mit seinem Hund durch die duftenden Wälder marschiert war. Die eine der beiden kleinen Gestalten öffnete die Augen und streckte sich verschlafen. Dadurch ermuntert rief sich der Bauer ins Gedächtnis, wie er im Frühjahr ein verwaistes Lämmchen aufgepäppelt hatte, voller Vertrauen darauf, dass es überleben würde. Die andere Gestalt – es musste wohl die Zuversicht sein – öffnete die Augen und räkelte sich. Die Lebensfreude hatte sich inzwischen erhoben und begann, übermütig Purzelbäume zwischen den Beinen der Riesen zu schlagen. Die Zuversicht blickte mit großen klaren Augen lächelnd in die Ferne. Ganz zaghaft spürte der Bauer nun auch diese beiden Gefühle wieder in sich, und es kam ihm vor, als wären die beiden Gestalten ein winziges Stück gewachsen. Oder hatte ihm nur das Mondlicht etwas vorgegaukelt?

Als könne sie Gedanken lesen, erklang wieder die Stimme in seinem Kopf: »Je mehr du wieder Momente der Zuversicht und Lebensfreude in deinem Leben entdeckst und je mehr du deine Aufmerksamkeit darauf richtest, desto mehr werden die Beiden wachsen. Und desto mehr werden auch die Riesen wieder schrumpfen. Es liegt an dir, wie viel Nahrung du ihnen gibst.« Der Bauer nickte und plötzlich überkam ihn wieder diese bleierne Müdigkeit…

…als er erwachte, war es heller Morgen und er lag in seinem kuscheligen warmen Bett. Schlagartig fiel ihm sein Traum wieder ein – oder war es gar kein Traum gewesen? Er trat ans Fenster, von wo aus er die Wiese sehen konnte. Nachdenklich ließ er seinen Blick über die drei knorrigen alten Eichen und die zwei jungen Birken schweifen und hing seinen Gedanken nach. Schließlich lenkte die Kälte des Steinfußbodens seine Aufmerksamkeit auf seine nackten Füße, an denen ein einzelner frischer Grashalm klebte.

E – wie Entspannung.

Einige Entspannungsmethoden sind Thai Chi, Qi-Gong, Yoga, Feldenkrais, Meditation, Musikentspannung, Muskelentspannung nach Jacobsen und Autogenes Training.

E – wie Eisenmangel.

Weltweit ist die Eisenmangelanämie die häufigste Form. Es gibt auch erbliche Anämien. Doch Eisenmangel entsteht nicht nur durch verminderte Eisenaufnahme, sondern auch durch erhöhten Verlust. Der häufigste Grund sind Blutungen: Aus dem Magen-Darm-Trakt (Hämorrhoiden und Tumore) oder verstärkte Menstruationsblutungen, wie sie zum Beispiel bei Gebärmuttermyomen auftreten. Ein weiterer Grund sind Entzündungen im Körper. Denn durch Infektionen wird das Speichereisen blockiert und kann nicht verwertet werden. Manchmal bei zu häufigen Blutspenden. Wozu brauchen wir das Eisen? Eisen ist ein notwendiger Bestandteil des Hämoglobins und eines der bedeutsamsten Spurenelemente. Das mit der Nahrung aufgenommene Eisen wird im Dünndarm resorbiert und im Blut an das Eisentransportprotein gebunden. Nicht benötigtes Eisen wird als Ferritin im Körper gespeichert. Bis sich der Eisenmangel auf eine Störung der Blutbildung auswirkt und es zu einer Anämie (Blutarmut) kommt, dauert es jedoch meist mehrere Monate.

Typische Symptome bei Eisenmangel sind Kopfschmerzen, Kälteempfindlichkeit sowie Müdigkeit und Konzentrationsmangel. Trockene Haut und Schleimhäute, brüchige Haare und Nägel sowie Mundwinkelrhagaden, Zungenbrennen und Atemnot bei Anstrengung.

Durch Eisentabletten oder Infusionen können die Speicher wieder aufgefüllt werden. Normalerweise fühlt sich der Patient dann schnell wieder fit. Die Ernährung sollte auch noch überprüft werden. In leichten Fällen lässt sich sicherlich was regeln. Doch sollte vorher eine genaue Diagnose gestellt werden! Deshalb Rücksprache mit dem Hausarzt!

E – wie Eigenbehandlung. (siehe »wichtig«, Seite 6)

Wir fangen an den Füßen an. Am Morgen geht es los. Am besten vor dem Bett im Stehen die Füße nach innen und außen kippen, 2–3 mal, anschließend 2–3 mal mit Hacke und Spitze wiederholen. Das Wadenbeinköpfchen (Bild 12) wird im Sitzen kontrolliert und eingeschoben, indem wir die Fußspitze anheben und nach rechts und links hin und her bewegen. Dabei kommen die Fingerspitzen auf das Wadenbeinköpfchen und kontrollieren, ob es sich nach innen und außen mitbewegt. Das ist eine wichtige Übung, um die Funktionsfähigkeit des Sprungge-

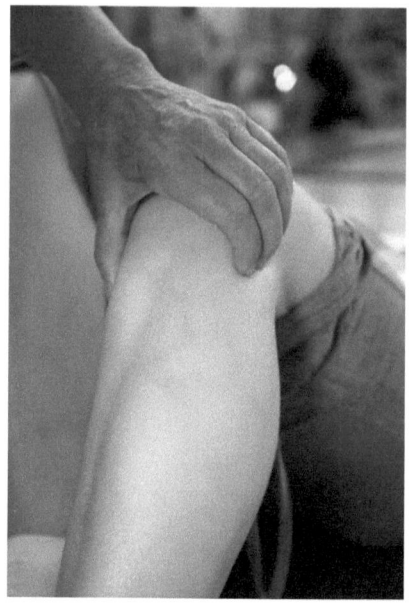

Bild 12

lenkes zu prüfen, da das Wadenbeinköpfchen maßgeblich die Stellung des Sprunggelenkes mitbestimmt. Blockiert es im Knie, führt das zu Knieschmerzen, blockiert es im Fuß, ist eine Hoch-Tief-Bewegung (also Hacke/Spitze) nur eingeschränkt möglich. Die Knieschmerzen sind hauptsächlich treppab, man hat keinen guten Halt und in der Drückbewegung, z.B. vom Stuhl aufstehen, entsteht ein Schmerz.
Die Verdrehung und Ausringung des Fußes nach innen und außen mit Anziehen der Kante nach oben ist ganz wichtig. Grundsätzlich immer die Füße mobilisieren, das heißt, rechts herum und links herum kreisen und beide Füße vergleichen. Nehmen Sie wahr, ob eine eingeschränkte Funktion oder gutes Kreisen möglich ist. In der nächsten Übung den Fuß abwechselnd hoch und tief bewegen, die Fußspitze heranziehen und strecken. Dann die Fußspitze nach rechts und links bewegen.

Durchgetretene Zehengrundgelenke verursachen einen Schmerz im Ballen beim Gehen und Laufen. Die Zehen werden über einen Igelball oder Tennisball gerollt und somit mobilisiert. Die Grundgelenke werden nach oben gedrückt, so dass sie von oben wieder tastbar sind. Der Fuß wird durch den Igelball massiert und die Grundgelenke werden meist schmerzhaft mit großem Druck nach oben hoch- oder rausgedrückt.

Dehnung der Füße während des Frühstücks, im Büro oder am Schreibtisch. Die Füße nach hinten unter den Stuhl legen, somit ist der Fuß Heber in Dehnung (Bild 13).

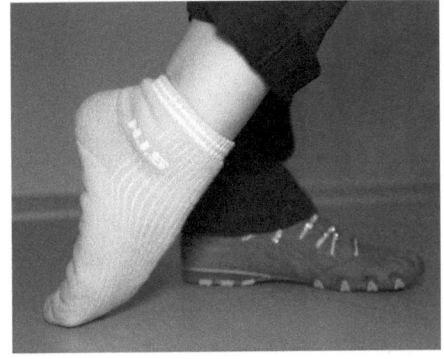

Bild 13

Das ist eine wichtige Übung bei Schmerzen im Fuß und Unterschenkel, da die Fußhebemuskeln und die Zehenheber oft zu stark sind.

Das wirkt sich noch folgendermaßen aus: Hammerzehen (hochstehende Zehen) und Hallux Valgus (Schiefzehe).

Mobilisation des Großzehengrundgelenkes auch bei Hallux Valgus mit einer Traktion, ein Herausziehen der Zehe und Mobilisation nach rechts und links.

Bei Fersensporn, hinten an der Ferse, sollte mit dem Tennisball ein tägliches Rollen stattfinden. Eine Massage an dem schmerzhaften Punkt. Auch eine Laser-Behandlung könnte sinnvoll sein. Homöopathisch könnte Hekla lava D 6 eingesetzt werden.

Mobilisation der Handgelenke, der Hand und der Finger

Bei der Handgelenksmobilisation umfassen wir fest das Handgelenk und kreisen nach rechts und links. Danach vor und rück und hin und her.

Nach der Handgelenksmobilisation ist es oft gut, durch Beugen und Strecken den Ellenbogen mit einzurenken. Das geht dann meistens ganz automatisch, Beugen/Strecken und die Elle und Speiche ineinander verdrehen. Das Gleiche gilt auch für das Schultergelenk, wir kreisen und es lässt sich alleine einschieben. Wir drehen nach außen und nach innen.

Die Handfläche wird mit dem Igelball bearbeitet, eine Massage, die auch für Lockerung im Karpaltunnel sorgt. Der Ball rollt über den Karpaltunnel, der sozusagen unter dem Handgelenk ist, bis in den Unterarm (s. Karpaltunnelsyndrom/Wikipedia). Danach Finger ineinanderstecken und hoch und tief reiben, dann wird die Muskulatur gelockert. Auch das Dehnen der Finger nach oben und unten, mit Knacken, befreit oft die Gelenke.

Die Mobilisation des Daumens und Sattelgelenks: Kreisen des Grundgelenks, rechts/links und vor und zurück bewegen. Eine Traktion – ein Rausziehen des Daumens und ein Einschieben der Handwurzelknochen – bringen deutliche Besserung. Die Finger der anderen Hand werden auf die hervorstehenden Knochen gesetzt und dann wieder die Bewegung rechts/links ausgeführt und zwar so lange, bis sich dieser Knochen gleitend in das Handgelenk einfügt. Nach Dorn ist es möglich, die Hand aufzustützen und auf die Finger hochzudrücken, um das Gelenk einzurichten. Bei der Dornmethode werden alle Gelenke mit Beugen und Strecken ins Lot gebracht.

Mobilisation des Kopfes – Bei Kopfschmerzen, Migräne, Zahnbeschwerden und Ohrschmerzen.

1. Mit dem Zeige- und Mittelfinger werden die zwei Punkte hinter den Ohren (Bild 9/4) gedrückt. Beide Punkte werden leicht massiert und

ca. 1 Minute gedrückt gehalten. Durch diesen sanften bis mittleren Druck werden sich die Knochen automatisch etwas in die richtige Richtung begeben. Unterstützen kann man dies, indem man eine kleine »Nein-Nein-Bewegung« macht. Die beste Ausgangsposition ist, mit aufgestützten Ellenbogen am Tisch zu sitzen und dann die »Nein-Nein-Bewegung« auszuführen! Man könnte feststellen, dass sich bei der Drehung des Kopfes ein Knochen (Mastoid, siehe Bild 9/4 Wirbelsäulentherapie) nach unten und ein anderer nach oben schiebt. Wir nehmen beide Zeigefinger in die Ohren und spüren mit geschlossenen Augen. Sind beide Knochen gleich oder steht ein Knochen vermehrt nach oben und der andere nach unten? Wenn dem so ist, wird der nach oben stehende Knochen ca. 1 Minute gehalten. Oft ist dann eine weichere Bewegung der Knochen möglich und sie haben sich angenähert.

2. Mit aufgestützten Ellenbogen am Tisch sitzen. Die Daumen liegen rechts und links am Ende der Augenbraue. Die Finger sind ineinander verschränkt und die Daumen schieben von rechts nach links und zwar weich nach innen in Richtung Kopf. Die Punkte können natürlich auch jederzeit greifend massiert werden. Das Stirnbein lässt sich nach rechts und links leicht verschieben oder vermittelt zumindest ein Gefühl von Beweglichkeit, es gibt keinen Widerstand/Gegendruck. Das Stirnbein wird mit allen vier Fingern hoch und tief massiert und nach außen ausgestrichen.

3. Mit den Handballen an den Jochbeinen (Bild 9/6) – das sind die kräftigen Knochen neben der Nase und unterhalb der Augen – wird abwechselnd rechts und links gedrückt. Auch hier bemerkt man einen Knochen, der nicht so gut beweglich ist. Dieser weniger bewegliche Knochen wird mobilisiert. Danach wird der Gesichtsschädel untersucht, indem man durch Drücken versucht herauszufinden, ob es eine Stelle gibt, die sich nicht bewegt oder noch schmerzhaft ist. Alles sollte beweglich sein.

Mobilisation des Kiefergelenkes

Der Unterkiefer wird mit dem Zeigefinger behandelt. Dieser liegt auf dem Unterkiefer, gibt Widerstand, und der Mund wird geöffnet und geschlossen. (Bild 10)

Mobilisation der Halswirbelsäule und des dicken Wirbels (siehe »wichtig«, Seite 6)

Die Finger kommen rechts und links neben C7 (der Dicke genannt) und der Kopf macht die »Nein-Nein-Bewegung«. Danach sollte sich der Wirbel in der Bewegung mitdrehen. Steht C7 länger schief, entwickelt der Witwenbuckel. Der Körper reagiert mit Verdickung und Anschwellung des nicht richtig stehenden Bereiches. Die Muskulatur zieht immer schiefer und die Schmerzen entstehen hauptsächlich in den Muskeln, wie in Zeitungen und Fernsehberichten beschrieben. Gut ist die Behandlung mit dem Tennisball. Der Ball kommt genau in diese Ecken, rechts und links neben C7 in dieses Dreieck. Die Übung kann im Bett liegend, auf einem Teppichboden oder einer Badezimmermatte durchgeführt werden. Bei der leichten Variante liegt man still auf dem Ball und wartet bis der Schmerz nachlässt. Mittelschwere Übungen beinhalten ein zusätzliches Kreisen der Schulter. Bei der schweren Übung mit Schulter- und Armkreisen soll die Muskulatur gelockert und der Nacken mobilisiert werden.

Mobilisation der Brustwirbelsäule (siehe »wichtig«, Seite 6)

Hier kommt auch der Tennisball zum Einsatz. Legen Sie sich auf den Rücken und stellen Sie die Beine auf; der Ball wird an der Wirbelsäule hoch und tief gerollt und zwar im oberen Brustwirbelsäulenbereich und dem Nackendreieck. Eine leichte Übung kann an der Wand durchgeführt werden; die Füße stehen etwas schräg nach vorne, ca. 15 cm von der Wand entfernt. Mit leichtem Druck an der Wirbelsäule wird rechts und links bzw. hoch und tief gerollt. Die Mobilisation im Sitzen am Küchentisch oder auf dem Bürostuhl ist leicht. Dabei schauen wir nach rechts und links, beide Hände gehen dabei mit zur Seite. Im Stehen kann das Drehen nach rechts und links mit kombiniertem Abheben der Ferse eine gute Variante sein. Die Hände bzw. die Handrücken fliegen an die Seiten oder rechts und links auf die Pobacke. Bei der zweiten Übung stehen wir auf beiden Füßen und schwingen die Arme und die Handflächen rechts und links ins Nierenlager. Dadurch wird die LWS mobilisiert und die Nierenpunkte aktiviert.

Mobilisation der Hüfte

Wir fangen in Seitenlage an und beugen leicht das untere Bein, das obere Bein wird im rechten Winkel gehalten. Nun wird das obere Bein soweit wie möglich nach vorne gebracht und nach hinten geführt. Während der ganzen Übung ist die Körperspannung zu halten. Die Schultern sind tief, der Bauch ist fest und der Rücken ist gerade.

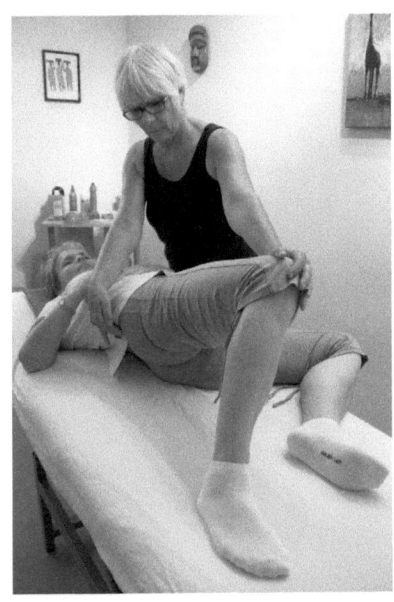

Die morgendliche Bettgymnastik macht den Körper mobil und bringt den Kreislauf in Schwung. Wir fangen mit dem Kreisen des Hüftgelenkes nach innen und außen an, danach ziehen wir beide Knie abwechselnd zur Brust. Das Knie (beide Seiten) in die Diagonale ziehen, wie die Yogaübung »das Krokodil«. Beide Beine zu einer Seite fallen lassen und dabei die Hüfte und das Knie des oberen Beines nach vorne schieben (Bild 14). Zur anderen Seite wiederholen.

Bild 14

Weiter geht es mit dem gestreckten Bein. Es wird hoch und tief bewegt, wobei der Rücken aufgedrückt und der Beckenboden angespannt wird. Die Beine danach aufstellen und das Becken heben und senken, wobei die Wirbel nacheinander abgerollt werden. Anschließend wird die Wirbelsäule aufgerollt und oben gehalten, die Knie werden abwechselnd nach vorne geschoben.

Varianten je nach Beschwerdelage sind noch:

Die Beine im Liegen rechts und links nach unten schieben. Das Bein mit einem Band einfangen und um den Fuß herumlegen, dann kreisen wir das geführte Bein (Bild 15). Die Wirkung hierbei ist, dass geringe Ablagerungen ausgerieben und abgebaut werden.

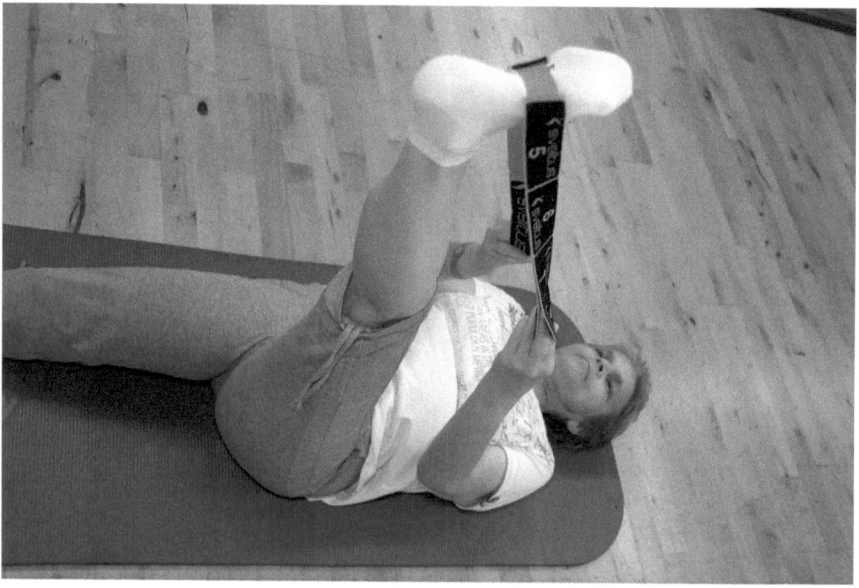

Bild 15

In Bauchlage die gebeugten Beine nach rechts und links gleiten lassen, danach mit den Unterschenkeln kreisen, dann strecken und abwechselnd nach unten schieben. Das Anhocken (Bild 16) nach rechts und links und das Abheben beider Beine schließt die morgendliche Bettgymnastik ab. Dabei haben wir eine Kontrolle vom ISG und auch der Lendenwirbelsäule. Ist es möglich, beide Beine gestreckt ohne Schmerz abzuheben, ist die Wahrscheinlichkeit groß, dass alle Wirbel sitzen.

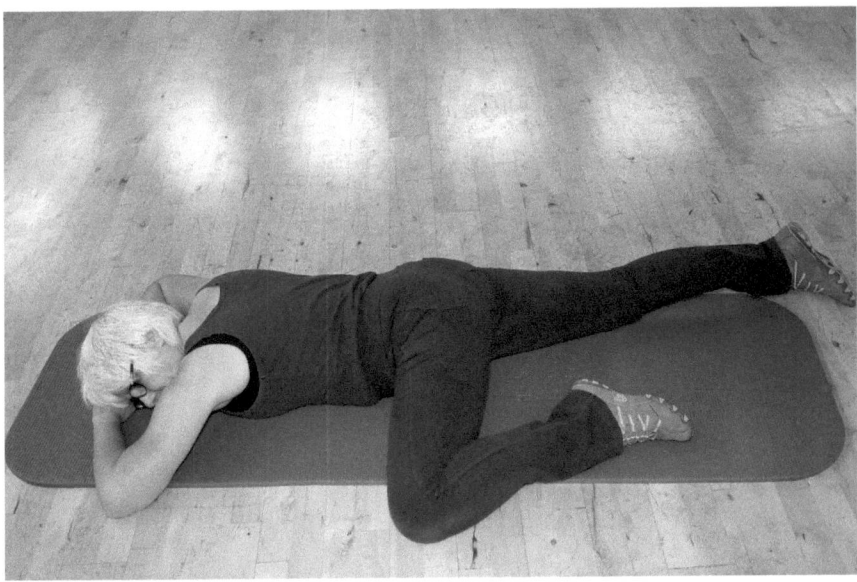

Bild 16

Eigenbehandlung mit einem Chi-Ball (max. 10–15 cm)

Es ist immer die gleiche Bewegung in allen drei Positionen möglich.

Der Ball wird in der ersten Position unter das Becken gelegt. Wir kippen vor und zurück, gleiten von rechts nach links und kreisen rechts/links. Beim Becken kommt noch das Wippen dazu, ein kurzes, vielleicht auch schnelles, Federn.

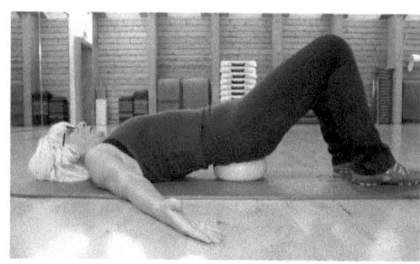

Bild 17

In zweiter Position wird der Ball unter die Brustwirbelsäule, in Höhe der Schulterblätter, gelegt. Wir legen uns über den Ball und dehnen wie der Fisch im Yoga. Danach legen wir die Hände unter den Kopf, kreisen die Schultern und rollen hin und her.

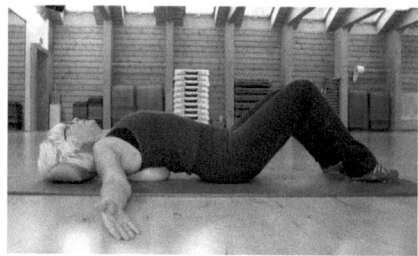

Bild 18

Bei der dritten Position liegt der Ball unter dem Kopf. Der Hinterkopf kommt in die Delle des Balles und zwar so, dass man sich wohl fühlt. Wir beginnen die Übungen mit dem Kreisen der Nase, formen eine liegende 8, malen die Zahlen von 1–10. Als Abschlussübung wird das Kinn herangezogen und der Kopf in den Ball gedrückt.

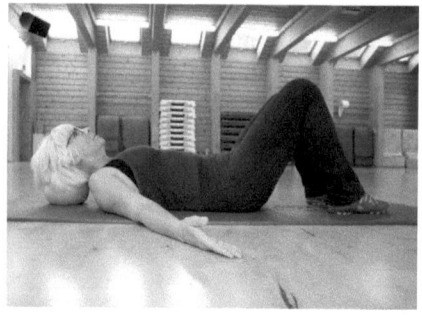

Bild 19

Der Körper fühlt sich wohl und kann nach einem anstrengenden Arbeitstag ausgeglichen werden. Die Eigentherapie können Sie sich kopieren und im Bad oder Wohnzimmer aufhängen.

(siehe »wichtig«, Seite 6)

Das Übungsprogramm zur Selbstbehandlung

Auf dem Rücken!!!
- Beide Beine anziehen
- Das Knie (beide Seiten) in die Diagonale ziehen, wie die Yoga-übung »das Krokodil« mit Unterstützung des unteren Beines Bild 3 und 4

Im Stehen!!!
- Ein Bein abwechselnd nach hinten schwingen
- Ein Bein hinten querschlagen (beide Seiten 3×)
- Das Becken kreisen und die Hände liegen auf dem Kreuzbein

Auf dem Bauch liegend!!!
- Die Unterschenkel beugen und nach rechts und links kippen
- Die Unterschenkel (gebeugt) nach rechts und links kreisen
- Die gestreckten Beine abwechselnd nach hinten schieben
- Die Beine abwechselnd heben
- Das Knie abwechselnd seitlich anhocken (Bild 16)

Im Sitzen
- Die Arme kreisen
- Den Oberkörper nach rechts und links drehen
- Die Hände an den »Dicken Wirbel« und den Kopf sanft drehen
- Den Zeigefinger auf den Unterkiefer legen und Mund auf und zu machen Bild 10
- Die Fersen aufstellen und die Füße nach außen und wieder nach innen drehen, etwa 3–5 Wiederholungen
- Die Füße kreisen, nach innen und außen kippen, Hacke – Spitze.
- Die Hände! An den Fingern ziehen und ausstreichen.
- Daumen ziehen und massieren

E – wie Erfahrungsberichte von Patienten

T. S. schrieb: »Mit einer akuten Schiefstellung der Lendenwirbelsäule bin ich von Orthopäde zu Orthopäde gegangen. Ich konnte mich kaum rühren und nicht aufrecht gehen. Ich wurde schnell und schmerzhaft in der Lendenwirbelsäule eingerenkt und danach wieder heim geschickt. Es müssten sich erst mal die Muskeln lockern, so hieß es. Besser ging es mir nicht und die Medikamente haben auch nicht weiter geholfen. Nach dem dritten Versuch empfahl mir ein Freund, eine bekannte Heilpraktikerin zu besuchen. Zur Terminabsprache rief Frau Opper mich persönlich an und schob für mich am nächsten Tag bereits einen Notfalltermin ein. Frau Opper hatte sich Zeit für mich genommen und mir zunächst zugehört und mich ganzheitlich betrachtet. Dabei fiel ihr auf, dass meine gesamte Wirbelsäule, das Becken, das Kreuzbein sogar bis hin zum Kiefergelenk, blockiert waren. Sie hatte die Blockaden nach und nach gelöst und so wurde ich komplett schmerzfrei. Dazu waren einige Sitzungen notwendig, jedoch hatte es sich am Ende gelohnt. Die über Wochen verkrampften Muskeln mussten sich erst entspannen. Zusätzlich hatte sie mir einige Übungen zur Kräftigung und Lockerung der Muskeln gezeigt. Frau Opper erklärte mir die Zusammenhänge, z.B. dass meine Magenprobleme mit dem verkrampften Rücken zusammenhingen. Sie tat dem Körper einfach gut, sie strahlte eine unglaubliche Ruhe aus. Es wurden negative Energien aus dem Körper geleitet. Nach einem Termin fühlte ich mich beweglicher, freier, ruhiger und einfach gut. Ich war und bin sehr dankbar und freue mich, dass ich sie gefunden habe. Ich werde mit keinem Problem mehr einen Orthopäden aufsuchen, sondern mich direkt in die sanfte Behandlung von Frau Opper begeben. Außerdem empfehle ich sie weiter, wo ich nur kann.«

Von U. M.: »Meine erste Begegnung (im gesundheitlichen Sinn) mit Ute Opper hatte ich vor ca. 5 Jahren. Bei meinen ISG-Gelenkschmerzen konnte mir weder mein Arzt mit Chiropraktik und Schmerzspritzen helfen noch der Physiotherapeut mit Fango-Packungen und Massage. Als ich hörte, dass Ute sich u. a. auf Rückenprobleme spezialisiert hat, holte ich mir bei ihr einen Termin. Nachdem Ute mich untersucht und festgestellt hatte, dass bei mir nicht nur das Schambein schief stand, sondern sowohl am ISG-Gelenk als auch an der LWS und HWS einige Blockaden vorhanden waren, fing sie mit der Behandlung an. Die Blockaden wurden durch sanften Druck an betroffenen Stellen der Wirbelsäule und mit bestimmten Körperbewegungen meinerseits gelöst. Ute behandelte mich in dieser ersten Sitzung sehr lange, da ich eine Fehlhaltung eingenommen hatte, um die schmerzenden Bereiche zu schonen. Dadurch waren natürlich die Muskeln verhärtet und Ute musste sich ganz schön anstrengen. Es lohnte sich aber total, denn ich war nach der ersten Sitzung schon größtenteils schmerzfrei. Nach zwei weiteren Terminen war ich ein neuer Mensch. Ich hatte keine Schmerzen mehr und konnte wieder alle Bewegungen ausführen. Habe ich Rückenprobleme, lasse ich mich nur noch von Ute behandeln. Denn danach bin ich sicher, dass auch alles wieder »im Lot« ist. Außerdem hat sie mir Übungen zur Selbsthilfe gezeigt, die ich auch öfter mit Erfolg anwende. Kleinere Blockaden kann ich selber lösen.«

E – wie Energietraining.

Dies ist mir persönlich ganz wichtig. Die chinesische Medizin versucht durch verschiedene Methoden wie Kräuterheilkunde, Akupunktur und verschiedene Massageformen die Energien im Körper wieder zu regulieren. Das heißt, dort wo Überfluss ist, muss abgeleitet werden und wo zu wenig Energie ist, wird welche hingeleitet. Das kann auch durch Qi-Gong und Thai Chi Chuan bewirkt werden.

Energietraining mit Ute Opper – Die stehende Säule

Das ist eine klassische Übung, in der eine Verbindung mit der Erde hergestellt wird. Gedanklich wachsen Wurzeln aus den Füßen in die Erde. Man denkt sich in 4–6 m Tiefe und nach der Verwurzelung kann man Energie über die Füße/Fußsohlen in den ganzen Körper ziehen. Man spürt in das Gewölbe, man spürt in den Spann, bis der Fuß durch Pulsieren/Kribbeln oder Wärmegefühl aufgefüllt ist. Weiter geht es in den Unterschenkel, den Schienbein- und Wadenbereich. Häufige Gefühle dabei sind: Das Körperteil kann sich aufsteigend warm anfühlen oder auch kribbeln. Manche können ganz genau bestimmen bis wohin und wie hoch die Energie steigt. Man sollte dann die Energie über das Knie in den Oberschenkel weiter leiten. Der Oberschenkel sollte sich auffüllen und die Energie bis zur Hüfte hochsteigen, dann sollte über den Huiyin Punkt, den Dammpunkt, Energie in das Becken einfließen. Die Energie breitet sich dort aus, im ganzen Unterbauchbereich, wo auch das Dantien liegt, der zentrale Energiepunkt unserer Mitte – das ist das untere Dantien. Es füllt sich weiter in den Oberbauch bis in den Brustkorb auf, wobei das Zwerchfell immer nochmal eine Hürde ist, über die man hinweg muss, damit die ganze Lunge und der ganze Oberkörper sich auffüllen können. In der Höhe des Herz-Chakra liegt auch das mittlere Dantien. Es füllt sich auf bis in die Schulter, rechts und links, und dann wird die Energie hinab in den Arm geleitet – erst rechts und dann links. Man bewegt sich an den Außenseiten der Arme nach oben, über die Schultern, über den Schulter-/Nackenbereich bis hoch in den Kopf. Oben ist der Scheitelpunkt Baihui. Hier verbindet man sich nach oben mit dem heiligen Energiefeld – Gläubige würden sagen mit Gott – und diese Verbindung bringt dann Yin und Yang zusammen. Die Energie vom Himmel und der Erde treffen sich im Bauchraum und vermischen sich so, dass wir Yin und Yang zusammengeführt haben. Dieses Energiegefühl entspricht einer Reinigung, da überall Blockaden gelöst und Energien freigesetzt werden. Alte, verbrauchte Energien lösen sich meistens auf und fließen ab.

Der Abfluss ist über folgende Punkte möglich: Über den Baihui-Scheitelpunkt, über die Laogong-Punkte der Hände, auch Handherzen genannt, und über die sprudelnde Quelle der Niere, Punkt Niere 1 am Fuß-Hohlgewölbe/Übergang Ballen der Nierenpunkt Youngquan.

Über diese 5 Punkte können wir alte, verbrauchte, festsitzende und negative Energien abgeben. Wir können über diese 5 Punkte auch Energie pulsierend hinein- oder pulsierend herausführen.

F – wie Fibromyalgie.

Die Fibromyalgie ist eine breite Erkrankung des Bewegungsapparats, verbunden mit weit gestreuter, mechanischer Schmerzempfindlichkeit, Erschöpfung, Schlafstörungen, deprimierter Stimmung und tiefgreifenden Funktionsstörungen des autonomen Nervensystems wie Tachykardie (beschleunigter Puls), Raynaud-Syndrom (Durchblutungsstörungen) und Reizdarm.

Aktuelle Forschung bestätigt, dass Cranio-Sacral Therapie »signifikante Schmerzreduktion« bei Fibromyalgiepatienten erreicht.

F – wie Fitness.

Fitness kann man in vielerlei Hinsicht betreiben. Die Einen mögen das Krafttraining zum Muskelaufbau, um gut auszusehen, die Anderen die Kraftausdauer, um fit zu sein. Das Original-Krafttraining kann mit verschiedenen Methoden trainiert werden, z.B. mit Supersätzen, Pyramidentraining, um nur ein paar Methoden zu nennen, bis hin zur Maximalkraft. Dann gibt es das Kraftausdauertraining mit hohen Wiederholungszahlen, und es gibt das generelle Ausdauertraining. Jeder muss den Part finden, der ihm Spaß macht. Die Einen machen Nordic-Walking, die Anderen joggen, um den Kopf frei zu kriegen, wieder andere fahren Rad, schwimmen usw. Wichtig ist, dass man mit

Pulssteuerung trainiert und über einen Brustgurt/Uhr den Puls kontrolliert. Man sollte nicht nur im oberen Bereich trainieren. Die meisten, die Sport machen und laufen gehen, sind viel zu hoch in ihrem Puls. Die meisten Polaruhren sind mit einem Fitnesstest ausgerüstet, den man ganz einfach durchführen kann, so dass automatisch schon die richtige Herzfrequenz festgelegt wird. Der Puls wird in einem Tagesprofil festgehalten. Es gibt ja immer gute und schlechte Tage. Der Test dauert 3 Minuten. Danach stellt die Uhr das Trainingsziel speziell für diesen Tag ein.

Viele besuchen Kurse, machen Gerätetraining, Vereinssport oder bewegen sich durch das tägliche Spazierengehen mit dem Hund. Die Extremen findet man beim Marathon oder Triathlon. Der Vorteil ist, dass sie an der frischen Luft sind. Man sollte seinen Körper nicht überfordern, in seiner Energie bleiben und es ist ganz wichtig, seine Grenzen zu kennen.

Von meinem Sohn

F – wie Fitness. Der Fitnessbegriff ist ein weitgreifender Themenkomplex. Welcher »Fitnesstyp« der individuell geeignete ist, kann nicht pauschalisiert werden. Während einige Menschen dazu neigen, schnell an Muskelmasse zuzulegen und somit für das »Body Building« geeignet erscheinen, sind andere in der Lage, ihre Ausdauer schnell zu verbessern. Der individuelle Typus hängt dabei maßgeblich von der Zusammensetzung der Muskelfasern ab. Weiße, schnell-zuckende Muskelfasern sind für Maximalkraft und Schnelligkeit verantwortlich, während die roten, langsam-zuckenden Muskelfasern für die Ausdauerleistungsfähigkeit zuständig sind. Dem typischen Muskelaufbautraining (Hypertrophiemethoden) sind verschiedene Trainingsmethoden zuzuordnen. Pyramiden- und Supersätze sowie klassische »konzentrische« Methoden sind die gängigsten. Maximalkraftmethoden grenzen sich durch geringe Wiederholungszahlen (1–6 Wdh.) sowie sehr hohe Intensität (> 90 %), Kraftausdauermethoden durch hohe Wiederholungszahlen (> 20 Wdh.) bei niedriger Intensität (ca. 60 %) ab.

Zwischen den konditionellen Polen »Kraft«, »Ausdauer« und »Schnelligkeit« finden sich letztlich alle klassischen (Trend-)Sportarten wieder. Der Fitnessgedanke sollte sich meines Erachtens vom Sportbegriff etwas distanzieren. »Sport ist Mord«? Nicht selten, schaut man sich die zahlreichen schweren Verletzungen der Spitzensportler an. Mit dem Fitnessbegriff sollte man sich jedoch von dieser extremen Form der Bewegung distanzieren. Insbesondere bei Ausdauersportarten ist es meiner Ansicht nach wichtig, dass die Intensität über eine Pulsuhr gesteuert wird, um eine Überbelastung zu meiden. Die meisten Trainingseinsteiger überlasten sich aufgrund mangelnder Kenntnisse hinsichtlich ihrer Leistungsfähigkeit in den ersten Monaten. Die Folge sind nicht selten Verletzungen und der frühzeitige Abbruch sportlicher Handlungen. Die meisten Pulsuhren sind mit einem integrierten Fitnesstest ausgestattet, welcher, tagesformabhängig, den idealen Trainingspuls für die nachfolgende Trainingseinheit bestimmen kann.

G – wie Ganzheitliche Behandlung.

Was ist eine ganzheitliche Behandlung?

Das setzt voraus, dass wir ein multiples Beschwerdebild erkennen und die Zusammenhänge darstellen und behandeln können. Es fängt an mit einer Symptom Aufzählung, Blockade und Schmerzen in den Fußgelenken, linkes Knie durch die Beteiligung des Wadenbeinköpfchens, Schmerzen im rechten Knie durch die Verspannung am rechten Oberschenkel an der Außenseite. Woher kommt das? Durch das schiefsitzende Becken ist die rechte Beckenschaufel nach vorne geneigt, somit verkürzt sich die Muskulatur am vorderen Oberschenkel und zieht zu stark an der Kniescheibe und löst damit Schmerzen aus. Die linke Seite des Beckens sitzt meist nach hinten oben, was zur Folge hat, dass das Wadenbeinköpfchen nach vorne rausgezogen wird. Der Beckenschiefstand macht die Symptomatik: Vom Sitzen können wir schlecht aufstehen, nachts im Bett beim Drehen haben wir starke Schmerzen, in Bewegung ist es meist besser bis auf manche Ausnahmen, wenn wir längere Strecken nicht mehr laufen können. Der Beckenschiefstand hat zur Folge, dass eine Kreuzbein-Verringung vorliegt. Diese sollte durch den Therapeuten korrigiert werden. Die Eigenbehandlung kann mit einem Tennisball erfolgen und ausprobiert werden. Da die am Kreuzbein ansetzende Muskulatur hochgradig verspannt ist, ist die Behandlung sehr schmerzhaft. Der Beckenschiefstand hat zur Folge, dass sich die Wirbel der Lendenwirbelsäule rechts und links verkeilen und schief stehen. Die Symptomatik kann in beide Beine ausstrahlen, meist links aber auch rechts. Betrifft es L5, S1 zieht der Schmerz meist direkt von oben am hinteren Bein nach unten in den Fuß. Dort können stechende Fußbeschwerden auftreten. Ist es L4/L5 zieht es meistens seitlich über die Hüfte nach unten und strahlt auch in das Knie aus. Die Wirbel L3/L4 strahlen in das Becken bis in die Hoden aus und verursachen eine Unterbauch Symptomatik bei Frauen am Eierstock. Die Schiefstellung des Wirbels L5 verursacht auch oft eine hochgradige Blasen Symptomatik, so dass man den Urin nicht halten kann oder ganz oft zur Toilette muss. Das können natürlich auch urologische Probleme sein. Dann geht es weiter mit der hohen Lendenwirbelsäule. Diese strahlt in die Taille aus und fühlt sich oft wie Nierenschmerzen an. Die Brustwirbelsäule bietet viele Symptome von nicht-bücken-können bis hin zur Atemnot. Ganz häufig treten stechende Schmerzen oder auch ziehende Schmerzen im Bereich des Herzens und Angstgefühle auf. Eine Blockierung der mittleren BWS 6-8-10-12-L1 verursacht einen sauren Magen, Aufstoßen, Magenschmerzen, Oberbauchsyndrome mit Blähbauch und auch Durchfälle oder Verstopfung. Die obere Brustwirbelsäule strahlt in die Arme und verursacht Herz Symptomatik mit Stolpern und Rasen, Schmerzen und Ziehen in der Herzgegend oder auch Lungenbeschwerden. Ein Stechen im Brustbein nach vorne hat mit Blockaden der 1. Rippe unter dem Schlüsselbein zu tun und dadurch ist ein Anheben des Armes nicht mehr möglich. Bei der Schulter-Symptomatik ist es mit den Eigenübungen immer schwierig. Bei mir ist es so, dass ich sage, alles was schmerzhaft ist, wird mit Tennisball oder Igelball gerollt. Es gibt noch einen sehr schönen, kleinen Roller mit 4 Füßen, mit dem man sowohl die Beine als auch die Arme gut selbst behandeln kann. Jeden Abend, vielleicht vor dem Fernseher, wird die schmerzhafte Muskulatur bis zur Lockerung massiert. Die Schulterbehandlung: Rollen mit dem Tennis- oder Igelball an allen Stellen, die schmerzhaft sind. Übungen zur Stärkung der Außenrotation an der Schulter sind: Das Schwenken und Drehen mit Flaschen oder Gewichten. Beschwerden und Ausstrahlung in der Halswirbelsäule sind: Steifer Hals, Kehlkopfentzündung, Kopf-Symptomatik mit Migräne, Schwindel, Watte im Kopf, Tinnitus, eventuell auch ein Drehschwindel, Ohrenschmerzen, Stirnhöhlenentzündung, Zahnschmerzen, Ausstrahlung in die oberen Zähne wie Trigeminusbeschwerden. Ist die Nase immer verstopft oder zu, kann eine Blockade im Nasenbein vorliegen. Auch bei Stirnhöhlenschmerzen, nicht abfließenden Stirn- und Kieferhöhlen, Knacken beim Mundöffnen oder wenn der Mund nicht weit genug aufgeht, können Blockaden vorliegen. Nach dieser großen Sammlung von Beschwerden sollte alles weitgehend aufgelöst werden und die Symptome langsam verschwinden. Aufgelöst wird in einer oder in mehreren Sitzungen beim Therapeuten. Abschließend folgt eine schöne und entspannende Cranio-Sacral Therapie.

_____

H – wie Hexenschuss.

Der Hexenschuss ist immer ein akut auftretender Zustand! Er kann durch eine Wirbelblockade, eine Muskelverspannung oder eine Bandscheibensymptomatik auftreten. Die Therapie – ab zum Arzt und eine Spritze geben lassen. Danach kommen das Deblockieren und die Massagen durch Physiotherapeuten und/oder Heilpraktiker zum Einsatz.

H – wie Homöopathie und Hahnemanns Kernsatz:

»Similia similibus curentur – Ähnliches möge durch Ähnliches geheilt werden.«

Die Mittelwahl durch das Erfragen von: *Welche Krankheit?* (Fieber, Husten….)

Wie ist das Aussehen? (bleich, gerötet) Was hat die Beschwerden ausgelöst?

Wie verhält sich der Patient? Wie empfindet der Patient?

Welcher Art sind die Schmerzen? Was bessert, was verschlechtert sich?

Für den Schnupfen hier ein paar Beispiele:

Komplexmittel Denisia Nr. 1 mit dem Wirkstoff: Allium cepa D4 – Zwiebelsymptome

Arsenicum album – wundmachend, Euphrasia – milder Fliesschnupfen

Pulsatilla – dicker gelblicher Schnupfen, Sticta pulmonalis – Verstopfung

Kalium bichronicum – fadenziehender Schleim grün/gelb, entleert die Stirnhöhlen

Bei Ohrenschmerzen, Zahnung, Durchfall – Chamomilla,

Magnesium phosphoricum nach Kälte und bei krampfartigen Schmerzen, Krämpfen

Hepar sulfuris bei beginnender Eiterung, Apis ist eine stechende, ödematöse Schwellung oder generell beginnend ist Ferrum phosphoricum

Bei Fieber – Aconitum ist wie angeflogen und trocken, Belladonna ist heiß, rot, schweißig und klopft, Gelsemium ist langsam, schwach und zittrig, Eupatorium perfoliatum ist morgens mit Knochenschmerzen aufwachen und sich zerschlagen fühlen. Die Homöopathie wirkt bei Kindern und akuten Beschwerden hervorragend.

I – wie Iliosakralgelenk.

Was ist das Iliosakralgelenk – auch ISG genannt? Es handelt sich dabei um die Verbindung zwischen Kreuzbein und Beckenschaufeln. Bei einer Blockierung dieses Gelenkes kann eine Ischias-Symptomatik bestehen, ein Ziehen in das Bein, ähnlich wie bei einem Bandscheibenvorfall, einer Vorwölbung oder einer Wirbelblockierung.

I – wie Igelball.

Die Igelball-Massage mit dem Motto: »Alles was wehtut, wird gerollt!«

Die Handflächen werden bis in die Finger hinein gerollt, doch besonders der Daumenballen. Bei Schmerzen am Morgen, bereits im Bett die Hände rollen und zwar auf der Matratze oder zwischen den Händen.

Die Fußsohlen werden in der Küche beim Frühstück gerollt. Wir rollen vor und zurück, danach machen wir kreisende Bewegungen. Ansonsten können alle Schmerzpunkte an den Armen, Beinen, Schultern und der Hüfte gerollt werden.

J – wie Jacobsen.

Muskelentspannung nach Jacobsen wende ich in einer Kurzform in allen meinen Kursen an:

1. Mit den Händen eine Faust formen, die Unterarme mit anspannen, halten, atmen, 6–8 Sekunden die Spannung halten, danach beim nächsten Ausatmen lösen und nachspüren.

2. Arme dann rückwärts auf den Boden drücken, Handflächen nach oben, die Spannung wieder 6–8 Sekunden halten, atmen, loslassen und nachspüren.

3. Schulterblätter werden hinten zusammengezogen, gehalten und los gelassen. Schultern hoch Richtung Ohren ziehen, halten, atmen, loslassen, nachspüren.

4. Bauch einziehen, Rücken aufdrücken, halten, atmen, loslassen.

5. Gesäß anspannen, halten, atmen, entspannen.

6. Fußspitzen heranziehen, Beine rückwärts auf den Boden aufdrücken, halten, atmen, loslassen und nachspüren.

7. Danach den ganzen Körper nachspüren, er sollte locker und entspannt sein.

8. Dann kommen wir zur Halswirbelsäule, Kopf nach hinten schieben und aufdrücken, halten, atmen, loslassen.

9. Zum Abschluss die Gesichtsentspannung, Augen kneifen, Lippen aufeinanderdrücken, Zunge hinter die Zähne an den Gaumen drücken. Das ganze Gesicht ist in Spannung, halten, atmen, loslassen. Danach den ganzen Körper nachspüren, ist er schwer oder ist er leicht? Fühle ich irgendwo Blockaden oder Schmerzen? Bin ich ganz entspannt?

K – wie Körpergefühl.

Das sollte man haben, denn wenn nicht, bekommt man erst gelbe Karten. Werden die Karten nicht beachtet, dann kommen die roten Karten. Spätestens dann sollte man auf sich achten!

L – wie Lasertherapie.

Die Low-Level-Laser sind Laser niedriger Energie und werden im Gegensatz zu den medizinischen Lasern nicht zu chirurgischen Zwecken, sondern ausschließlich zu Heilungszwecken eingesetzt. Sie werden auch Softlaser oder Heillaser genannt. Man kann die Therapie mit dem Softlaser als eine Art intensive Lichttherapie bezeichnen. Das Licht wird in einer definierten Wellenlänge und verschiedenen Frequenzen verwendet, um positive, physiologische Veränderungen in Zellen zu bewirken und den Organismus bei seiner Heilung zu unterstützen.

Wie wirkt die Lasertherapie?

Durch die pulsierenden Eigenschaften von Laserlicht kommt es somit zu stimulierenden, physiologischen Prozessen auf der Zellebene.

Laserlicht hemmt Entzündungen, aktiviert Immunzellen, erweitert die Gefäße und verbessert die Phagozytose (Abbau alter oder kranker Zellen).

Es lindert Schmerzen, steigert die ATP Produktion, fördert die Endorphin Ausschüttung, reduziert Schmerzpunkte, aktiviert Akupunkturpunkte.

Gewebsregeneration durch Steigerung der Zellteilung, fördert die Nervenregeneration, reduziert Narbenbildung. Zirkulationsverbesserung, unterstützt die Lymphdrainage, erhöht die Mikro Zirkulation, beschleunigt die Hämatom Resorption.

Wo wird der Laser eingesetzt?

Bei Verletzungen, in der Chirurgie (postoperative Wundbehandlung), Orthopädie (bei Tennisellenbogen, Golferarm, Schleimbeutelentzündungen usw.).

Der Flächenlaser wird zur Behandlung von erkrankten Körperarealen eingesetzt. Unterstützt wird er von dem Akupunkturlaser mit Ohrakupunktur oder der Behandlung der Triggerpunkte.

Auch begleitende Schmerzpunkte und Reflexpunkte können behandelt werden, sich gegenseitig verstärken und stabilisieren.

Literaturempfehlung: Anja Füchtenbusch und Wolfgang Bringmann (Licht kann heilen)

»**Den Rest meines Lebens werde ich darüber nachsinnen, was Licht ist.**« Albert Einstein, 1917

M – wie Migräne.

Was ist Migräne? Sie ist noch immer stark mit Vorurteilen behaftet. Eine Zivilisationskrankheit, Einbildung oder eine Frauenerkrankung? Doch schon in Keilschrifttexten der Sumerer wurde sie als von den Göttern auferlegte Geißel beschrieben. Seit Hippokrates (460–377 v. Chr.) wurde sie Thema ärztlicher Schriften. Bereits im 17. bis 18. Jahrhundert wurde das Arterienklopfen als Ursache angesehen und die Beteiligung der Hirngefäße am Migräne Kopfschmerz erkannt. Hier eine noch immer anerkannte Migränedefinition:

Demnach werden unter Migräne wiederkehrende Kopfschmerzen von unterschiedlicher Intensität und Dauer verstanden. Die Anfälle beginnen im Allgemeinen einseitig und sind oftmals mit Appetitlosigkeit oder Übelkeit und Erbrechen verbunden. Oft findet man eine Aura, d.h. Farbsehen, verschwommenes Sehen, Wortfindungsschwierigkeiten und schlechte Stimmung vor. Migräne kann familiär gehäuft auftreten. Frauen sind häufiger betroffen, da die hormonelle Komponente dazu kommt. Auch Kinder leiden unter Migräne. Die Anfallsdauer wird zwischen 2 und 12 Std. bis zu 3 Tagen angegeben.

Einteilung in: » Einfache« oder »gewöhnliche« Migräne, »Klassische Migräne« mit Augenflimmern und Lichtblitzen, das Gesichtsfeld ist stark eingeschränkt, und die »Komplizierte Migräne« mit neurologischen Ausfällen (unbedingt einen Schlaganfall ausschließen). Es gibt Migräne Begleitkopfschmerzen als Kombination oder im freien Intervall.

Mögliche Entstehungsbedingungen der Migräne

- Wetter – Föhneinfluss und Schwüle
- Essen und Trinken – Alkohol, Käse, Schokolade, Hunger
- Reize – Licht, Lärm, Gerüche
- Stress – Stressabfall am Wochenende, nach Streit
- Hormone – Östrogenmangel, Periode
- Schlaf – zu wenig, zu viel

Therapie der Migräne

Medikamente, Entspannungstherapien, meditative Verfahren, spezielle Schmerztherapien, Biofeedback und Vasokonstriktionstraining.
Akupunktur des Ohres (durch HP Ute Opper)
Gesichtsmassage und Massage der Kopfschwarte in der freien Zeit.

Nicht-medikamentöse Therapien:

- Vegetative Reiztherapie (Ortswechsel)
- Hydrotherapie und Balneotherapie (Sauna)
- Wärme- und Kältetherapie (Fango, »heiße Rolle«, Eispackungen)
- Elektrotherapie (Reizstrom)
- Cranio-Sacral Therapie!
- Manuelle Therapien wie Dorntherapie und
  Dynamische Wirbelsäulentherapie nach Popp durch
  www.heilpraktikerin-ute-opper.de
- Sport im Freien oder im www.fitalis-wettenberg.de

N – wie Nasenbein.

Ist für mich sehr wichtig geworden, da es die Gesichtsblockaden löst und auch die HWS lockert. Siehe Cranio-Sacral Therapie.

O – wie Ohrakupunktur.

(Aurikulotherapie). Ein paar Zeilen zur Geschichte der Ohrakupunktur. Durch ein persönliches Ereignis hat Nogier 1951 die Ohrakupunktur für sich entwickelt. Seinem Forschergeist ist es zu verdanken, dass die Beziehung zwischen Ohr und Wirbelsäule und auch anderen Körperregionen neu erarbeitet wurde. 1957 gelangten seine Arbeiten auch nach China, wo der Bezug zu Ohr und Körperorganen etwas in Vergessenheit geraten war. Nogiers Arbeit wurde anerkannt und durch lange Erfahrung der Chinesen ergänzt. Die Ohrakupunktur kann als eine Reflextherapie aufgefasst werden, welche auf der Innervation der Ohrmuschel durch drei verschiedene Nerven beruht. Die Punkte werden mit einem Drucktaster aufgesucht und bei Schmerzhaftigkeit anschließend genadelt.

Im Normalfall werden Erkrankungen, die in der rechten Körperhälfte liegen, reflektorisch im rechten Ohr zu finden sein. So bei linksseitigen Beschwerden im linken Ohr. Bei akuten Erkrankungen reicht es aus, im entsprechenden Ohr zu akupunktieren. Bei chronischen Erkrankungen werden beide Ohren behandelt.

Ich biete die Behandlung mit Stahlnadeln, Dauernadeln und Samenkörnern (unblutige Variante) an. Nach ca. 3–4 Sitzungen sollte eine Besserung zu spüren sein. Bis zu 10 Behandlungen können erforderlich sein. Es können pro Woche 1–2 Behandlungen stattfinden. Bei akuten Beschwerden kann auch täglich genadelt werden.

Erkrankungen, die von mir mit Akupunktur behandelt wurden:

Kopfschmerzen-Migräne (begleitende Dorntherapie), Trigeminusneuralgie (mit Kiefergelenksbehandlung), Gelenkschmerzen (evtl.

Homöopathie), Ischialgie (begleitend mit dynamischer Wirbelsäulen-therapie), Rückenschmerzen (mit Dorntherapie), Epikondylitis (mit Homöopathie und Tapen/Lasertherapie), Oberbauch-Syndrom (wie Magen, Darm, Verstopfung mit Cranio), Schlafstörungen (evtl. Homöopathie), Ess-Sucht (Ernährungskurs), Bronchitis und Rhinitis (mit Homöopathie oder Cranio), Raucherentwöhnung

O – wie Osteoporose.

Osteoporose ist eine Krankheit der Knochen und geht mit einer Abnahme der Knochendichte einher.

P – wie Powerworking.

Jahrelang bin ich mit 1 kg Hanteln im Gelände herumgelaufen, die Gewichte entweder nach vorne zur Bizeps Übung gehoben oder nach hinten in die Trizeps Übung. Weitere Übungen sind: Die Außenrotation am nach unten gestreckten Arm oder nach vorne zum Schlag aus dem Tae Bo. Dabei wird der Arm in Brusthöhe nach vorne geführt, ohne den Ellenbogen ganz durchzustrecken und der Hand Rist zeigt nach oben. Gut ist es, abwechselnd 8 Schläge nach rechts und 8 Schläge nach links zu machen. Die letzte Möglichkeit ist, beide Arme beim Gehen in eine 90-Grad-Position nach vorne zu führen.

P – wie Praxisbeispiele von mir

Frau N. R. – Die junge Frau hatte Rückenschmerzen in der LWS und BWS. Ebenfalls hatte sie ein komplett schiefes Kreuzbein und Becken. Leider ließ es sich im gewohnten Kreuzbeingriff nicht lösen. Es kam zu viel Zug von dem rechten Oberschenkel. Über den Bauchraum konnte ich spüren, dass sich die ganze Wirbelsäule nach links verworfen hatte. Das setzte sich natürlich durch die BWS bis zur HWS und dem Kopf fort. Am Kopf spürte ich, dass hier wahrscheinlich die Ursache lag. Ihr fiel ein, dass sie einen Unfall hatte, wo ihr der Airbag heftig gegen den Kopf geknallt war. Die Blockierung war nicht so stark, dass es das erklärt hätte, daher entschied ich mich für eine Kieferbehandlung. Bei der Kieferbehandlung zeigte sich, dass die linke Seite des Kiefers völlig fest war, sich weder in die Rotation noch in die Seitenverschiebung löste. Ich kontrollierte das Vomer. Sie hatte einen starken Würge-Reflex und daher arbeitete ich nur im vorderen Bereich des Kiefers. Es kam zu Lockerungen, Drehungen und Seitverschiebungen und ich dachte, das Vomer hätte sich gelöst. Die Kontrolle am Keilbein zeigte jedoch noch Festigkeit und ich arbeitete nochmal am Nasenbein. Das Nasenbein klemmte am Tränenbein und zur Augenhöhle hin und in diesem Bereich fand ein Energieabfluss statt, so dass sich dann alles in die Richtung setzte, wo es hingehörte. Danach wurden alle Schädelnähte und Knochen überprüft. Weitgehend war alles frei. Ich hoffte, dass mit einer Behandlung alles gelöst war.

Frau R. S. – Für mich war es eine Herausforderung, da Frau S. sehr skeptisch war und eigentlich nur auf Anraten ihrer Kollegin kam. Ich hatte sie beim ersten Mal komplett deblockiert und gehofft, an der Migräne auch was ändern zu können. Allerdings hatte sie die Migräne schon ihr Leben lang. Die erste Behandlung hatte dann zwei Migräne-Schübe ausgelöst, wobei die Magen- und Darm Symptome weg waren und das ISG völlig frei war.

In der nächsten Sitzung kontrollierte ich den Kopf und stellte fest, dass alle Schädelnähte sowie die HWS, das Becken und Kreuzbein frei waren. Ich musste nur noch ganz wenige kleine falsche Züge behandeln. Ich teilte ihr mit, dass an der Migräne von meiner Seite nichts zu ändern war, da sie auch unabhängig von Rückenschmerzen und Spannungen mit einer Aura anfängt, die auch durch Stress oder Essen ausgelöst wird.

Herr M. B. – Das Interessante bei Herrn B. war, dass er alle meine Behandlungen und Vorgehensweisen sofort spürte. Wir schickten Energie von C0/C1 in die Beine rechts, links und er nahm genau das Gleiche wahr. Blockierungen in der rechten Seite und im Bereich der Hüfte. Nachdem die rechte Hüfte mit Cranio-Sacral Therapie entspannt wurde, entspannte sich auch die Leberkapsel. Sie hatte hohe Spannung durch einen falschen Zug aus dem Bauchraum. Wir kamen zur Schulter, die er immer links spürte und ich stellte fest, dass die Faszien von unten völlig verspannt waren. Die HWS löste sich, nachdem ich C0/C1 (Kopf und erster Halswirbel) frei machte. Eine Herausforderung war die Behandlung des Nasenbeins. Dabei spürte er die linke Schulter und die diversen Züge in den rechten Ober- und Unterbauch. Die Behandlung wurde abgeschlossen. Ich hatte selten einen Mann, der so viel spürte, behandelt.

Frau G. L. – Wurde schon öfter behandelt, insgesamt vier Mal. Ich beschreibe die letzten zwei Behandlungen. Ich hatte eine Assistentin, die Heilpraktikerin werden wollte und schon gut den Energiefluss und Cranio Rhythmus mitgespürt hatte. Dabei kam heraus, dass die Patientin mal am Kopf getroffen wurde und sich eine Behandlung am Kopf gewünscht hatte. Das Nasenbein hatte sich festgeklemmt und dadurch alle Schädelnähte komplett verklebt. Diese waren bei jeder Behandlung wieder fest. Die falschen Züge wurden nochmal abgeleitet. Spannend war es am Kopf, es kam zur SEE (Somato-Emotionale-Entspannung) mit Bewegungen und Tränenfluss. Etwas löste sich. Bei der erneuten Behandlung, wo der Kopf nur wenig fest war, aber irgendetwas im Kieferbereich nicht stimmte, entschloss ich mich zur

Kieferbehandlung. Der Kiefer ließ sich in keine Richtung bewegen. Sie hatte das Gefühl, es sei ein Band um den Kopf. Interessanterweise hatte ich auch beim Zurückziehen des Stirnbeins das Gefühl, der Deckel ging nur wenig hoch von seinem Topf (oder Kopf). Der Kopf stand unter einem enormen Zug.

Eine Kieferbehandlung wurde durchgeführt und dabei haben sich Strukturen inwendig gedreht. Danach entstand eine Leichtigkeit und alle Bänder ließen sich bewegen, waren auf einmal frei. Die linke Kopfseite hatte sie eigentlich nicht mehr gespürt. Bei der Kontrolle konnte ich den Deckel, also das Stirnbein, wunderbar abziehen. Ich hoffte auf den Durchbruch.

Eine Patientin hatte Schmerzen im Bein und wurde von mir daraufhin untersucht. Das Becken – gefühlt nicht die Ursache – der Bauchraum und der Brustkorb waren frei, der Kopf ließ sich nicht lösen und hing am Nasenbein, an Stirnbein und der Augenhöhle. Ich hatte alle Techniken versucht und kam zu keiner Lösung. Ich spürte, dass die Kieferseite oben fest hing und bin sofort in die Zahnbehandlung gewechselt. Zwischendurch erfuhr ich, dass vor 20 Jahren ihre vier Weisheitszähne gezogen wurden. Schlimmer war eine Wurzelbehandlung, während der sie fast vor Schmerzen gestorben sei. Diese Behandlung sei die Schlimmste in ihrem Leben gewesen. Gleichzeitig kamen bei mir Bilder von dem Trauma in der linken Oberkieferseite hoch. Danach hatte sich das Vomer gelöst, es war Rhythmus im Körper und die Schmerzen waren weg.

Eine Patientin hatte Beschwerden, die nicht greifbar waren. Sie fiel immer wieder einfach um. Beim ersten Kontakt mit ihrem Kopf hatte ich einen starken Hitzestau im Brustkorb wahrgenommen. Es kam zu einer SEE (Somato-Emotionale-Entspannung). Es stellte sich heraus, dass sie Probleme mit ihrem Vater hatte. Das Gefühl, einen Ring um die Brust zu haben, hatte sie schon eine lange Zeit. Die Ableitung fand über meine Hände und eine Gesprächsführung statt. Dadurch löste sich dann alles auf.

Q – wie Qi-Gong – Die Fünf Organe

1. Lunge – die Arme öffnen und schließen!
2. Niere – Energie am Meeresboden mit der rechten Hand schöpfen und zur rechten Niere (über Arm, Schulter, Arm) leiten. Dann links.
3. Herz – ein »T« nach rechts und links. (obere Hand quer, untere aufrecht)
4. Leber – Handfläche nach vorne bringen und dabei hoch und tief gehen.
5. Milz – ein Tigermaul oder Dreieck nach rechts und links. Becken bleibt stabil stehen.

Meine Erfahrungen mit Qi-Gong von U. M.

Da ich unter Depressionen litt, schlug Ute mir vor, doch einmal ihren Qi-Gong Kurs zu besuchen. Etwas skeptisch war ich schon, denn mit innerer Ruhe und Kraft oder mit Energieübungen konnte ich nichts anfangen. Unter dem Begriff Qi-Gong sind viele in Methode und Vorgehen sehr unterschiedliche Systeme zusammengefasst. Was sie vereint, ist jedoch das Ziel, den Energiefluss im Körper zu stimulieren, damit er wirkungsvoll durch das gesamte Netzwerk seiner Bahnen – den Meridianen – strömt. Dies zu erlernen, dauerte einige Zeit, aber es hat sich gelohnt. Ich habe meine innere Mitte gefunden und kann meinen Energiefluss steuern. Ich praktiziere nun Qi-Gong seit 5 Jahren und vor drei Jahren habe ich auch noch einen Tai-Chi-Kurs bei Ute belegt. Als mein Mann vor 9 Monaten starb, haben mir die erlernten Praktiken sehr geholfen. Innere Ruhe, Ausgeglichenheit, Tiefenentspannung, Zufriedenheit und Stressbewältigung sind nur ein paar der Dinge, die mir in meinem Leben helfen. Nicht zu vergessen der gesundheitliche Aspekt. Ute lehrt diese Praktiken mit Hingabe und so, dass sie jeder versteht.

R – wie Rückengymnastik.

Rückengymnastik sollte jeder machen und zwar nach seinem Leistungsstand. Rückenpower für Fortgeschrittene und die normale Rückengymnastik für Jedermann. Anfänger sind bei Pilates für den Rücken gut aufgehoben. Wer sein Programm zu Hause macht, sollte jeden Tag 20–30 min. aufbringen.

R – wie Reime.

Ich reime gerne zu verschiedenen Anlässen wie Hochzeiten und Geburtstagen und schreibe sie in Alben aller Art, hier eine Kostprobe:

Missgeschick

Klein Ute ist allein zu Haus,
und was macht die kleine Maus,

da geh ich in den Garten,
da soll ich nochmal warten.

Ach was steht denn da für 'n Fass,
die Schraube ist ja krass,

die mach ich gleich mal locker,
was ist das für ein Gemocker,

der Strahl, der trifft das weiße Kleid,
er ist dick und so breit,

ich schrei um Hilfe »Oma Emma«, sie kommt herbei,
sieht das Dilemma,

die Schraube wird nun zugedreht,
der Duft wird weit davon geweht.

Ich werd' dann in die Wann gesteckt,
das schöne Kleid ist ganz verdreckt,

wenn Mama und Papa kommen heim,
dann geh ich in mein Zimmer rein.

Brüder
Ich sollte schon ein Junge werden,
doch bin ich als Mädchen hier auf Erden,

mit Latzhose und Gummistiefeln ausgerüstet,
hab ich so manches hier verwüstet,

im Stall bei den kleinen Kälbchen,
die Ferkel unterm Lämpchen,

6 Jahre hat es noch gedauert,
bis Ingo kam und hat gepowert,

2 Jahre später kam dann Kay,
der schluckte erst mal Brei,

bis die Traktor fahren konnten,
klärte ich schon viele Fronten,

den Kuhstall musste ich misten,
die Arbeit sollte ich listen,

die Rüben gefüttert, auch manchmal verbittert,
das Heu in die Raufe, das Wasser zum Saufe,

die Zwei haben sich gekloppt,
der Eine den Anderen bei Muttern gemobbt,

sie haben sich lange gut verstanden,
zusammen geturnt, im Wettkampf gestanden.

S – wie Schlafstörungen.

Wir unterscheiden die Ein- und Durchschlafstörungen.

In den Wechseljahren gehen diese mit Hitzewallungen, Gedanken-flut, Angst und Sorge einher. Für den Schlaf gibt es verschiedene Regel-systeme in unserem Körper:

- Einmal über das Auge zur Epiphyse. Die bildet Melatonin, welches den Schlaf auslöst.
- Die Nebennierenrinde bildet Kortisol, welches wach macht. Ge-schlechtshormone wie Östrogen und Progesteron wirken auf die innere Uhr und Hypophyse, daher die Absenkung in den Wechsel-jahren!

Bei Schlafstörungen unterscheidet man:

1. Die Schnarcher ohne Schlafstörungen oder mit Schlafstörungen wie Schlafapnoe. Meist sind Männer betroffen und Frauen, die sich in den Wechseljahren befinden. Wenn kein Tiefschlaf möglich ist, sollte ein Schlaflabor aufgesucht werden.

2. Die Zappler mit Restless Legs Syndrom (RLS) und dem Syn-drom periodischer Beinbewegungen. Diese kommen meist in der Schwangerschaft oder in den Wechseljahren zum Vorschein. Die Ursache ist möglicherweise ein Dopamin Mangel. Therapeutisch ist die Zufuhr von Eisen, Magnesium, Vitamin B 12 und Folsäure hilfreich. Zincum metallicum, ein Homöopathisches Mittel D6 3× täglich 5 Globuli oder eine Tablette.

3. Die Ruhestörer mit Aufwachstörungen durch Schlafwandeln, Schlaftrunkenheit, Albträumen, Muskelzuckungen, Zähneknir-schen, Schreien oder Sprechen im Schlaf.

Was hilft?

Akupunktur hilft gut bei allgemeiner Unruhe, Schmerzen, Organ-störungen, Psychischen Belastungen (Gedankenflut) und in den Wechseljahren.

Kleine Tipps für einen besseren Schlaf

- Kein Kaffee, Tee, Nikotin, Alkohol oder Vitamin C am Abend.
- Auch schwere Mahlzeiten sind zu vermeiden.
- Den Sport am Abend besser nicht zu spät betreiben und nur mit entsprechender Dehnung und Entspannung.
- Licht, Wärme, Kälte und Lärm sind entsprechend im Schlafzimmer zu regeln.
- Die Einnahme von Baldrian, Johanniskraut und Melatonin können getestet werden. Im Test wurden allerdings nur geringe Unterschiede zu Placebos festgestellt.

Therapiemöglichkeiten

- Das Lernen von Verhaltensmaßnahmen.
- Die medikamentöse Therapie durch den Arzt.
- Ohrakupunktur.
- Entspannungstechniken wie Autogenes Training und Muskelentspannung nach Jacobsen anwenden.
- Thai Chi und Qi-Gong (Chinesische Heilgymnastik).
- Atemübungen oder Chakra-Übungen (Körperenergiearbeit).

T – wie Therapieformen.

Von mir sind Dorntherapie, Dynamische WS-Therapie nach Popp, Cranio-Sacral Therapie, Bowtech oder ArT, Ohrakupunktur, Tapen, Qi-Gong, Chakra-Therapie, Tai chi chuan oder jetzt Taijiquan geschrieben.

T – wie Tinnitus.

Der Tinnitus ist ein störendes Ohrgeräusch. Es gibt verschiedene Töne und Ausprägungen. Man unterscheidet ein Rauschen, ein Pfeifen, einen hohen Ton wie die alte Bildröhre und Kombinationen daraus. Akut wird der Tinnitus vom Arzt behandelt. Der Patient erhält Infusionen mit Mitteln, die abschwellend wirken und die Durchblutung steigern. Auch Cortison Therapie ist angezeigt. Danach sollte man die HWS (Halswirbelsäule) überprüfen lassen. Das geschieht durch den Orthopäden oder bei einem Craniosacral Therapeuten. Aus meiner Sicht war immer der komplette Gesichtsschädel betroffen und hing fest, d. h. die Schädelnähte sind verbacken und lassen sich nicht bewegen. Dieses wirkte sich auf das Mastoid (Knochen hinter dem Ohr) und den Atlas (1. Halswirbel) aus. Das Schläfenbein und Jochbein sollten sich ebenfalls bewegen und sind zu testen.

In meiner Praxis war der Tinnitus oft mit einem Schwindel verbunden. Die Strukturen sind alle auf engem Raum und schwierig zu trennen. Daher müssen wir auch an den Kiefer denken und dort alle Strukturen lösen. Nach dem Deblockieren ist der Tinnitus dann erst in den nächsten Tagen weniger oder weg. Je länger ein Tinnitus bestand, desto schlechter war die Prognose.

U – wie Urologie.

Ich habe etwa 10 Jahre in der Urologie gearbeitet. In der Urologischen Ambulanz hatten wir zusätzlich zu den üblichen Erkrankungen wie Prostata, Blase und Nieren auch Geschlechtsumwandlungen behandelt. Bei vielen Patienten, die sich in ihrem Körper nicht wohl gefühlt haben, hatte ich das Gefühl, es ist die richtige Entscheidung gewesen, doch bei einem habe ich das Gegenteil empfunden.

Eines Tages saß ich an der Anmeldung in der alten Urologischen Ambulanz in der Chirurgie in Gießen, ca. 1984!

Ein Mann, um die 35 Jahre alt, kam in die Anmeldung. »Ich komme zum Gutachten wegen einer Geschlechtsumwandlung«. Wir waren damals auch Gutachtenstelle. Er war bereits umgewandelt und wollte ein Gutachten wegen einer Reklamation. Vor mir stand ein Mann und zwar in Männerkleidung mit schulterlangem Haar und Halbglatze wie Guido H. Er fragte mich, während ich die Daten aufnahm, ob es möglich wäre, bei mir mal zu schauen, da er ja keine Vergleichsmöglichkeiten hätte. Leider konnte ich nur ablehnen und er war sehr traurig.

Eine andere Geschichte – ein Mann mit Hodenverletzung kam in die Ambulanz und sagte: »Ich bin in die Eiersortiermaschine gefallen«.

Ein anderer mit einer Verletzung am Penis behauptete, ihm sei ein Römertopf aus der Hand gefallen!?

Ein Ehepaar, der Mann 86 und die Frau im Schlepptau 80 Jahre jung, kamen wegen seiner Impotenz zu Prof. Rothauge in die Privatsprechstunde.

V – wie Versuche.

In meiner Krankenschwesterzeit machte ich einen Versuch mit einer Magensonde, die ich mir selber eingeschoben hatte. Durch die Nase bis zum Kehlkopf und dann schlucken! Der Rest ist dann ein Kinderspiel.

Später hatte ich mir Infusionen gelegt und Spritzen gemacht.

Danach habe ich in meinem anderen Leben viele Übungen ausprobiert und Therapien entwickelt.

W – wie Wechseljahre.

Die Wechseljahre können ganz heftig verlaufen, aber auch unbemerkt vorüber gehen. Schlafstörungen können uns dazu bringen, Hormone zu nehmen. Sind wir Frauen von großer Unruhe befallen und können keine Nacht länger wie 2/3/4 Stunden schlafen, ist das nicht unbegrenzte Zeit auszuhalten.

Sehr störend sind die Hitzewallungen. Sie können unterschiedlich ablaufen. Warmer oder kalter Schweiß kann am ganzen Körper oder nur im Gesicht und Haaransatz bzw. Nacken auftreten. Ganz unangenehm ist, wenn mit der Hitzewallung ein rotes Gesicht und ein Flash (rot und heiß) im Dekolleté verbunden sind. Bei manchen Frauen ist es so stark, dass der Schweiß am Kopf und Gesicht herunterläuft und nicht zu bremsen ist. Es gibt Frauen, die mit extremen Achsel- oder Genitalschweiß zu kämpfen haben. In den Wechseljahren können sehr starke emotionale Schwankungen auftreten, von tief betrübt bis hoch erfreut – und diese können sich sehr schnell abwechseln. Ein weiteres Phänomen ist große Trockenheit an den Schleimhäuten wie Mund und Genital. Auch die Haut kann extrem trocken werden.

X – steht nicht für X-Men sondern X-Frauen.

Das sind die Frauen, die voll im Leben stehen, einen Beruf ausüben, ihre Kinder großziehen und ihre Schmerzen im Rücken ertragen. Sie verdrängen sie so lange, bis es nicht mehr geht, und dann unternehmen Sie was, indem Sie zum Arzt gehen oder sich Alternativen suchen. Die meisten von ihnen machen auch Sport, tun regelmäßig was für ihren Körper und kommen dann auch mit den Alternativen zurecht. Irgendwann kommen sie auch zu mir und wir können dann gemeinsam die Probleme beiseite schaffen. Generell gibt es mehr Frauen, die die alternative Medizin suchen. Die Männer sind eher skeptisch, doch wenn sie einmal überzeugt sind, sind sie treue Patienten, die sich immer wieder auf die Alternative besinnen können.

Y – wie Yin und Yang.

Es gibt in der Natur ein ganz einfaches Prinzip, das die Chinesen »Yin und Yang« nennen. Man könnte das mit Schatten und Sonne übersetzen. Oder kalt und heiß. Minus und Plus. Alles Lebendige hat idealerweise eine ausgeglichene Menge beider Extreme. Krankheit entsteht, wenn die Balance der Gegensätze gestört ist. Unser tägliches Essen kann uns auf angenehme Weise helfen, die innere Harmonie zu finden.
Auszug aus dem Buch »Mit dem Herzen Lächeln«
von LI ZHI-CHANG
Alles hat zwei Seiten im Körper, oben/unten, das Eine befindet sich in dem Anderen. Wir können uns absolut freuen und dann auch wieder tief betrübt sein. Gegenteile ziehen sich an, der Schmerz und absolutes Wohlbefinden so wie die Geburt und der Tod ganz nah beisammen sind. Oben/Unten-Innen/Außen, Einklang und doch verschieden.

Y – wie Yoga.

Yoga ist mehr als ein Gymnastikprogramm: Ein spiritueller Weg, dessen höchstes Ziel die Selbsterkenntnis ist. In der fernöstlichen Philosophie gehörten körperliche Übung und geistige Entwicklung von jeher zusammen. Das jahrtausendalte System des Yoga ist gerade für den modernen, stressgeplagten Menschen ein effektiver Weg, um zu innerer Ruhe und Gelassenheit zu gelangen. Yoga kann von jedem ausgeübt werden. Siehe Literaturliste.

Z – wie Zirkeltraining.

Zirkeltraining ist eine Trainingsart, die zur Blutdruckregulation verwendet wird. Die Gefäße werden eher weit und dadurch geht der Blutdruck nach unten. Mit vielen Wiederholungen wird die Muskulatur auf Ausdauer trainiert. Das ist auch eine schöne Methode, um Gewicht zu verlieren. Die Methode kann man als Kurs oder bei dem Gerätetraining nutzen.

Z – wie Zumba.

Zumba ist die Fitnesssensation schlechthin. Ein total Body-Workout, das in die Beine geht und den ganzen Körper zum Tanzen bringt. Es ist für alle geeignet, die Stress einfach wegtanzen möchten. Bei einem heißen Mix aus lateinamerikanischer und internationaler Musik wird der Körper gestrafft und gleichzeitig die Kondition verbessert. Der Wechsel von schnellen und langsamen Rhythmen führt zu einer hohen Fettverbrennung und das Abnehmen wird erleichtert. Die Abfolge der Schritte ist anders, aber leicht erlernbar, da sie sich immer wieder wiederholt. Das Wichtige bei der Zumba-Fitness ist, Freude daran zu haben und sich zur Musik zu bewegen.

Zumba gibt es als Original-Zumba, Zumba-Gold und Zumba-Fitness und mehr. Zumba-Fitness enthält viele Kraftelemente mit Bauch und Rückentraining, Rumpfdrehung, Bein- und auch Armbewegungen. Das Original-Zumba greift eher den Tanz auf, wie z.B. Salsa, Merengue, Hiphop und mehr.

Auch die aktuellen Trends wie Gangnamstyle und deren Choreografien werden berücksichtigt, oder vorgegebene Choreografien aus dem Internet.

Zumba-Gold ist extra langsamer und gediegener und daher für die ältere Generation geeignet und wird auch gut angenommen. Generell kann man zu Zumba sagen, dass einfach der Spaßfaktor im Vordergrund steht und alle, die gerne Musik hören und dazu tanzen möchten, sind hier gut aufgehoben.

Am Ende ist der Anfang:
»Mein schmerzhafter Weg zur Therapeutin«

Ich möchte damit anfangen, dass ich mit 6 Jahren die Diagnose «Stirnhöhlenentzündung« bekam. Danach hatte ich alle 2, 4, 6 Wochen Kopfschmerzen. Meine Mutter setzte mich in die Badewanne (Erkältungsbad), heiße Kartoffelumschläge waren damals das beste Hausmittel und die wurden auf den Kopf gelegt. Doch immer wieder hatte ich eine Stirnhöhlenentzündung. Dieses habe ich auch nie mehr in Frage gestellt, bis ich dann mit 45 Jahren in Bad Damp in einem Migräneseminar saß. Im Rahmen meiner Heilpraktiker Tätigkeit wollte ich mich mit diesem Thema beschäftigen, um dann festzustellen, dass ich mein Leben lang schon Migräne hatte. Das hat mich davor bewahrt, dass ich das Migränemittel Triptane bekommen habe. Die Kindheit habe ich gut überstanden und später habe ich ab und zu Aspirin Tabletten eingenommen. Während meiner beruflichen Laufbahn hat mir Ibuprofen 400 geholfen, den Kopfschmerz zu ertragen. Meine Kursstunden waren ohne Therapie nicht durchführbar. Ja, das hat mich mein Leben lang begleitet.

Ich hatte schon immer ein schiefes Becken, ungleiche Beine, die teilweise bis zu 2 cm Seitendifferenz aufzeigten, und diagnostiziert wurde erst im späteren Alter (mit fast 30 Jahren) eine Bandscheibenvorwölbung und ein leichter Bandscheibenvorfall. Meine Skoliose wurde erkannt.

Im Alter von 12–30 Jahren bin ich geritten und der Reitlehrer hat immer geschrien: »Ute! Den Rücken gerade!« Leider war das mit meiner Skoliose nicht möglich, was mir dann erst nach der Diagnose bewusst war. Bis zu der Geburt meines Sohnes Felix habe ich 2–3 Pferde pro Tag geritten. Eigentlich beschwerdefrei! Nach der Geburt von Felix konnte ich nicht mehr laufen, hatte wahnsinnige Kopfschmerzen und einen völlig desolaten Rücken. Daraufhin ging ich dann zum Orthopäden, der feststellte, dass ich nicht nur eine Arthrose in beiden Knien, sondern auch eine schiefe Wirbelsäule mit 27° Seitneigung hatte. Ab 30° Grad macht man eine Begradigungs-OP und dann hat der Orthopäde mich mir selbst überlassen (wie üblich). Meine Idee war dann, im Studio Rückengymnastik anzubieten, meine Ausbildung als Trainerin zu machen, um dann bis zu 5 Kursstunden die Woche zu unterrichten. Von Lehrgang zu Lehrgang habe ich dann die Erfahrung gemacht, dass meine Wirbelsäule immer gerader wurde. Mit ca. 40 Jahren hatte ich nur noch eine Seitneigung von 10° und meine Größe, die mit 1,69 m angegeben ist, war auf 1,71 m angestiegen. Alle anderen wurden kleiner, ich wurde größer. Mein Beschwerdebild in der Wirbelsäule war immer noch sehr turbulent. Ein Rezept über Krankengymnastik hatte man damals noch nicht bekommen – jedenfalls nicht der Durchschnittsbürger. Somit habe ich das alles alleine mit mir und meinem Training ausgemacht. Die vielen Ausbildungen haben mir natürlich dabei geholfen, alles in den Griff zu bekommen. Das Beste, was mir passiert ist, können Sie ja dann unter dem Thema »Die Ausbildung zur Cranio-Sacral Therapeutin« nachlesen. Diese Methode hat mein gesamtes körperliches Bild deutlich verbessert und ich habe auch nur noch wenige Schmerzen, komme gut zurecht. Die Migräne war leider nicht weggegangen, was ich immer erhofft hatte. Bis zum Januar 2013. Da wurde ich von meiner Kollegin (Tamara) behandelt und bei dieser Behandlung wurde dann das Os nasale (Nasenbein) gelöst. Bei dieser Behandlung und im Gespräch hatte ich eine Erinnerung. Mir wurde mein Sturz mit dem Pferd, den ich mit 16 Jahren hatte, bewusst. Wir sprangen über ein Hindernis und sind nach vorne geflogen und dabei ist das Pferd eingeknickt und wir haben uns überschlagen. Bei diesem Sturz bin ich vom Gefühl her fast gestorben. Ich hatte das Genick angeschlagen, das Gesicht blutig, die Unterlippe wurde runter gerissen und dabei muss sich mein Gesichtsschädel verändert haben. Die Migräne war dann ab dem Jugendalter viel häufiger. Alle 2 Wochen hatte ich Kopfschmerzen. Ich musste erst 54 Jahre alt werden und mich in einer Behandlung mit meiner lieben Kollegin Tamara befinden, um diesen Sturz »richtig los zu werden«. Wir behandelten das Nasenbein und es kam zu einer SEE Somato-Emotionale Entspannung (Der alte Unfall kam in mir hoch mit geballter Wucht in Form von Tränen und alten Schmerzen). Tamara führte mich wunderbar durch dieses Erlebnis. Seither hatte ich keine dreitägige Migräne mehr.

Mein Weg war zwar schmerzhaft, aber auch ein Wegweiser, der mir viel gegeben hat. Das Ziel war, über den Schmerz zu siegen, ihn ertragbar zu machen oder sogar los zu werden. Tai Chi und Qi-Gong haben es geschafft, mich innerlich ruhiger zu machen, was bis heute zwar gegenüber den anderen gut gelingt, in der eigenen Familie aber immer noch schwierig ist. Mein größter Wunsch ist, auch dort mit Gelassenheit anzukommen.

Aus meinem Leben

Meine Brüder wurden erst 6 und 8 Jahre nach mir geboren, als Erster Ingo und zwei Jahre später Kay. Da Ingo den Vorsprung nicht einholen konnte, war er stets bemüht, im Mittelpunkt zu stehen und Aufmerksamkeit zu erringen. Lange Zeit hatte er es mit zwei verschieden farbigen Socken versucht. Kay war der Nachzügler und das Nesthäkchen und wurde von seiner großen Schwester verteidigt, auch gegenüber seinem Bruder. Ingo musste das Eine oder Andere von mir schon mal einstecken. Meine Angst, dass er sich später mal rächen könnte, war völlig unbegründet.

Eine Besonderheit von mir war, von einer zur anderen Person den Dialekt zu wechseln. Unterhielt ich mich mit meiner Schwiegermutter oder meinem Vater und einer anderen Person, wechselte ich wild hin und her zwischen »Krofdicher Platt« und Hochdeutsch. Man selbst nimmt das nicht wahr, das hatte ich später von meinen Kindern erfahren.

Nun zu meiner Begegnung mit Karl-Stefan Maultzsch. Er wurde ein guter Freund von mir und meiner Familie und ist jetzt Saunameister in unserem Fitness-Studio. Stefan kam neu auf den Hof und fragte ganz freundlich Oma Emma nach Milch und ob er die jeden Morgen holen könnte. Dann hörte er nur ein Gekreische auf dem Hof und wie immer stritten sich Ute Drescher (für ihn ein Junge in Jeans und Parka) und Horst Drescher. Ute warf dem Vater einen Maulschlüssel hinterher. Und Stefan dachte so bei sich: Oh – wie geht's denn hier zu? So sah seine erste Begegnung mit mir und meiner Familie aus. Das waren raue Sitten. Trotzdem ist er bis heute noch bei uns geblieben.

Von der Bauerntochter zur Heilpraktikerin

Meine Kindheit verlief sehr turbulent und war geprägt durch die ständige Arbeit der Eltern und Großeltern und ich wurde oft bei meiner Oma Emma untergebracht, zu der ich immer eine enge Bindung hatte.

Es gab immer viel zu erleben. Wir hatten Schweine, Kühe, Hühner, Gänse, Hunde und bei denen habe ich oft sehr viel Zeit verbracht.

Mein Opa Willi war Hausmetzger und hat bei uns oder bei anderen Hausschlachtungen vorgenommen, d. h. unsere Schweine wurden regelmäßig auf dem Hof geschlachtet. Mit dem Schussapparat wurde das Schwein betäubt und zum Töten wurde der Hals aufgeschnitten. Das Blut wurde aufgefangen und man musste es, auch ich als ich größer war, mit einem Holzrührstock klöppeln, um eine Gerinnung zu vermeiden. Da es zu meiner Kindheit gehörte, hatte es mich nicht weiter gestört. Viel spannender war, dass in der Scheune viele Katzen, vor allem verwilderte Katzen, waren. Wir hatten eine zahme Hauskatze und meistens zwischen 3 und 8 wilde Katzen, die in den Scheunen herumstreunten und Nester bauten. Wir hatten viele Katzenbabys, mit denen ich spielte. Die kleinen Ferkel, die regelmäßig geboren wurden, kamen unter die Wärmelampe und somit saß ich auch als kleines Kind schon bei den Ferkeln unter der Wärmelampe und habe mit ihnen gespielt und sie gestreichelt. Der absolute Hit war damals für mich, wenn meine Klassenkameradinnen und Kameraden zu mir kommen wollten, weil der Gemeindebulle bei uns stand. Das war sehr interessant und ein Spektakel. Er wurde an einer langen Stange herausgeführt (die Kühe standen dabei in einem V-förmigen Holzstand) und die Beine wurden abgesenkt. Der Bulle musste dann die Kühe von den angemeldeten Landwirten decken, damit möglichst viel Kälbchen zur Welt kommen konnten.

Es war eine ungetrübte Kindheit, als Jugendliche wurde ich dann schon eher eingespannt. Ich musste den Traktor bei der Heuernte vorfahren, den Kühen das Heu in die Raufe schaffen, die Dickwurz reinwerfen, später dann den Kuhstall misten. Ab dem 12. Lebensjahr kam für mich dann das Pferd ins Spiel. Ich hatte dann sogar mein eigenes Pferd, den Maxl, mit dem ich natürlich ein großes Abenteuer erlebte. Maxl war als einjähriges Fohlen schon sehr, sehr stark und mein Vater und ich sind mit Maxl oft spazieren gegangen. Wir haben ihn auf die Koppel gebracht und eines Tages sind wir mit Maxl über die

Wiese gelaufen, wo ein winziges Rinnsal (Bach) war und Maxl blieb »volle Lotte« stehen. Wir überlegten, ob wir ihn drüber schubsen sollten, denn irgendwie musste er diesen kleinen Bach überqueren. Doch bevor wir mit unseren Gedanken zu Ende waren, hatte Maxl einen riesigen hohen Sprung über dieses Rinnsal gemacht und mein Vater und ich flogen mit über diesen kleinen Bach. Danach hatte er sich immer schwer getan, über Wasser zu springen und sich oft davor gescheut, was mir noch viele Scherereien bei Geländeritten eingebracht hatte. Mit 15 Jahren habe ich Maxl – zu dem Zeitpunkt dreijährig – dann selbst eingeritten und habe auch relativ schnell an Turnieren teilgenommen. Das Pferd, über das alleine man schon ein Buch schreiben könnte, hat alle Türen aufgemacht. Nirgends war ein sicherer Stall zu finden. Alle Scheller (Schieberiegel) hatte er irgendwie aufbekommen. Wir haben dann Doppel-Scheller, die noch zusätzlich von oben zufallen konnten, probiert. Aber er hat es trotzdem geschafft abzuhauen. Eines Nachts, ich hatte mein Zimmer ganz oben unter dem Dach, denk ich: Was ist das?! Ein Trampeln auf der Straße und ich schaue ganz blinzelnd und verschlafen aus dem Fenster und denke »Wow! Das ist ja mein Pferd, das da rumläuft«. Die Wiesenstraße hoch und runter mit schönem gestrecktem Bein im Trab. Ich zog mich an, über den Schlafanzug die Jeans drüber, und raste nach unten. Ich habe die Trense geholt und Maxl bei Peter Schmiedeler abgeholt. Herr Schmiedeler stand auf dem Hof und fing das Pferd ein. Ich habe Maxl wieder in seinen Stall gebracht. Solche Späßchen haben wir dann öfters gemacht. Den großen Aus- oder Geländeritt habe ich einmalig mitgemacht, und er endete dann mitten im Wald. Maxl und ich galoppierten auf den Sprung zu und er sprang halbherzig ab, und da die Hindernisse fest waren, landeten wir mitten auf dem Sprung. Das heißt, die Hinterbeine standen hinter und die Vorderbeine vor dem Sprung. Und somit waren wir ausgebremst und konnten nicht mehr weiter. Ich war bei der Aktion, da Maxl auch den Kopf nach vorne genommen hatte, langsam über den Hals abgerutscht und habe dann versucht, das Pferd über das Hindernis herauszubekommen, was einige Schwierigkeiten machte.

Dann kamen die anderen Reiter, die eigentlich springen wollten, und halfen mir, das Pferd zu befreien. Maxl, mit Stockmaß 1.80 m, wurde leider später sehr krank und hustete Blut. Da das Herz zu klein war, konnte es die Lunge nicht richtig durchbluten. Daher hatte er ganz oft Lungenerkrankungen und so musste ich ihn später einschläfern lassen, was mir sehr schwer fiel.

Als 16-Jährige war ich schon sehr stark und konnte die Jungs in meiner Klasse mit Armdrücken besiegen. Da ich jeden Sommer Ballen gabeln musste, Trecker fuhr, Heu auf- und abgeladen hatte, war das ein gutes Training. Oben in der großen Scheune wurde das Heu mit dem Gebläse hoch geblasen und ich musste bei +40° in der Scheune das Heu auseinander schaufeln. Da ich damals schon eine große Angst vor Spinnen hatte, war es für mich ein absoluter Horrortrip, oben in die Scheune zu müssen. Je höher das Heu kam, desto mehr Spinnenweben hingen an den Balken und einmal hatte ich eine dicke fette Kreuzspinne vorne an der Brust. Das war ziemlich eklig. Ich schrie, doch leider hörte mich niemand. Ich klopfte sie dann von meinem Pulli ab, das ist in meinem Kopf hängen geblieben.

Ich hatte seit meiner Kindheit eine Spinnenphobie, die durch ein Erlebnis mit meiner Oma Emma ausgelöst wurde. Ich lag als Kind bis zum Hals unter der Bettdecke, während meine Oma mir etwas vorlas. Auf einmal sehen meine Augen eine dicke Spinne, die langsam auf meinen Kopf zulief. Ich war wie gelähmt. Kurz vor meinem Gesicht hob Oma Emma ihre Augen und wischte die Spinne mit der Hand weg. Dieses Erlebnis habe ich leider nicht mehr aus meinem Kopf bekommen und immer unter der Spinnenphobie gelitten. Oft bin ich schreiend aus dem Zimmer gelaufen oder habe auf einem Stuhl gestanden. Klassenkameraden konnten mich immer gut mit einer Spinne im Kästchen erschrecken, bis ich dann mit fast 30 Jahren schwanger wurde. Das wollte ich auf gar keinen Fall an meine Kinder weitergeben. Mein Sohn fütterte die Spinnen im Garten mit Kellerasseln und meine Tochter hat auch keine Spinnenphobie entwickelt. Beide sind sehr tierlieb und konnten die vielen verschiedenen Tiere auf unserem Hof genießen.

Mit 14 Jahren lernte ich meinen Mann kennen. Damals machte er eine Ausbildung zum Elektriker bei der Firma Rühl. Er verlegte die Leitungen in unserem Stall neu und ich dachte: »Was ist das für ein netter junger Mann mit Fransenweste, Lederstiefeln und schicker Brille?« Er war 17 Jahre und ich 14 Jahre alt. Damals hielt die Beziehung noch nicht so lange, erst mit 16 Jahren sind wir fest zusammengekommen und geblieben. Das Reiten hat uns verbunden. Er hatte einen Schimmel und ich Maxl. Wir gingen auf Turniere und ritten zusammen. Es war nicht immer einfach, da ich immer schon sehr energisch war und mich sehr gut durchsetzen konnte. Das habe ich natürlich auch bei meinem Mann probiert, es klappte allerdings nicht so gut. Er war mir körperlich natürlich wesentlich überlegen, sodass ich ihn nicht, wie die anderen Jungs, in die Tasche stecken konnte. Viele Gemeinsamkeiten haben uns verbunden. Wir waren sehr stark im Reitverein engagiert, sind viel gewandert, haben große Bergtouren gemacht, die ganzen Dolomiten durchklettert, beide Surfen gelernt und viel gearbeitet. Mit 20 wollten wir noch keine Kinder und sind 10 Jahre zu zweit geblieben. Zuerst wurde Felix geboren und nach ihm habe ich gedacht: Schlimmer kann es nicht werden, sodass Lea auch noch auf diese Welt kommen konnte. Felix war kein einfaches Kind, etwas zu aktiv, scheinbar ganz nach der Mutter geschlagen und wurde morgens um 6 Uhr wach und hielt mich bis abends 22 Uhr auf Trab. Die Nacht kam er alle zweieinhalb Stunden. Somit war ich zweieinhalb Jahre rundum beschäftigt, bis Lea kam. Sie schlief von Anfang an zehn Stunden und hatte nur gelächelt. Das war dann der Ausgleich! Ich fragte mich immer, weshalb wir Felix den Namen »Der Glückliche« gaben, da er immer so viel schrie. Felix hatte schon immer gekämpft, erst als kleiner Junge, dann in der Schule und später im Studium ging ihm alles leicht von der Hand. Lustig war es, als Lea geboren wurde. Da nahm er die Penaten Creme und malte das ganze Zimmer an. Mit 3 Jahren wurde er im Kindergarten aufgenommen. Er war da schon ein großer Turtle- und Schwertfan und wollte das im Kindergarten umsetzen. Jetzt ist er Diplomsportlehrer geworden und leitet mit Lea unser Gesundheitszentrum Aktivita in Heuchelheim.

Lea war die Löwenstarke, hatte im Kreißsaal schon den Kopf gehoben und war so ein richtiger Wonneproppen. Immer gut drauf, ein bisschen kräftig, entwickelte sie sich zu einem ganz süßen Mädchen. Nichts war vor ihr sicher, überall musste sie hochklettern, oft stieß sie sich die Knie an. Kleider waren ihre Lieblingskleidung. Auf jedem Maskenball, im Kindergartenalter und anfänglich noch in der Schule, war sie eine Prinzessin, was sie später allerdings komplett ablegte.

Ein kleiner Schock aus ihrer Kindheit: Lea krabbelte unheimlich schnell und gerne. Eines Tages stand ich auf dem Hof und schaute nach vorn, da kam Lea von der Straße um die Ecke auf den Hof gekrabbelt. Sie war hinten aus Omas Küche in den Garten raus, hatte sich durch das Gartentor herunter geangelt und kam in den Hof wieder rein. Das war sehr aufregend, aber auch sehr witzig. Das haben wir immer wieder erzählt. Nach diesem Vorfall bauten wir einen Zaun, um Lea unter Kontrolle zu halten.

Mit 17 kehrte ich der Landwirtschaft den Rücken zu, was meine Eltern nicht erfreute. Ich begann Ostern 1976 eine Ausbildung zur Krankenschwester, die mir sehr viel Freude machte. Nach meinem Examen ging ich in die urologische Poliklinik der Uni Gießen. Dort blieb ich bis zur Geburt von Felix. Zu diesem Zeitpunkt machte mir die Arbeit in der Klinik auch keine Freude mehr.

Nach der Geburt von Lea kam mir die Idee, ins schon bestehende Fitnessstudio einzusteigen. Ich machte verschiedene Kurse wie Autogenes Training und Rückengymnastik, um mich einzubringen. Diese Kurse wurden gut angenommen.

Zum ersten Mal erkannte ich die beiden Seiten in mir ganz deutlich. Auf der einen Seite stand die ruhige, nette, sich um die Menschen kümmernde Ute und auf der anderen Seite die aufbrausende, energische, starke, sich beweisende Ute.

Im Jahr 2000 eröffneten wir das nun abgetrennte »Gesundheitszentrum Aktivita«. Unter meiner Leitung blieb es bis zum Umzug ins Haupthaus Ende 2009. Dort machte ich dann meine Heilpraktiker-Praxis auf. Auf diesen Moment hatte ich mich schon lange gefreut. Zurück zu der Berufung, mich um Menschen zu kümmern.

Jeder Mensch wird durch seine Kindheit geprägt, kann dann das Zepter in die eigene Hand nehmen und seine Bestimmung suchen und finden. So ist es auch mit dem Körper.

Zu jeder Zeit kann man in eigener Verantwortung seinen Körper formen. Diese Botschaft möchte ich mit diesem Buch weitergeben. Es ist fast nie zu spät.

Bericht über meine Ausbildung zur Cranio-Sacral Therapeutin

Erfahrungen und Gefühle während der Ausbildung zur Cranio-Sacral Therapeutin

Diesen begleitenden Bericht möchte ich in diesem Buch mit aufnehmen, um allen Mut zu machen, diese Ausbildung zusätzlich zu absolvieren. Ob Krankengymnastin, Ergotherapeutin, Kindergärtnerin oder nur, um einen eigenen Prozess aufzuarbeiten.

Am Anfang der Ausbildung stellte sich die Kursleiterin, Susanne Ahrens-Engemann, vor und war allen durch den Einführungskurs bekannt. Die Anwesenden haben sich vorgestellt und ihre Erwartungen kundgetan. Mareike Dornheim übernimmt die Assistenz in diesem Kurs. Ich selbst war ein Jahr vorher in dem Einführungskurs und auf meine Mitstreiterinnen sehr gespannt. Von meinem ersten Eindruck ein sehr harmonischer und doch dynamischer Kurs. Viele verschiedene Charaktere treffen hier aufeinander. Jeder Einzelne hat seine Ängste. Unsere Mitstreiterin H. sagte:»Ich spür nix!« Nach dem ersten Wochenende hatten wir jede Menge Stoff bearbeitet und vieles zum Üben mit nach Hause genommen. Manche haben noch nicht viel gespürt und waren sich über den Rhythmus noch nicht im Klaren. Für mich war der Teil noch sehr vertraut, da ich in dem vergangenen Jahr schon viele Techniken aus dem Einführungskurs in meine Behandlung übernommen hatte.

Wir übten jetzt alle den Behandlungsaufbau mit folgenden Punkten: Ruhepunkttechnik an den Füßen und Horchposten, die transversalen Faszien entspannen – das sind querlaufende Muskel- und Sehnenstrukturen am Beckenboden, Zwerchfell, Thoraxeingang (unter den Schlüsselbeinen), Zungenbein und Hinterhauptbasis. Lösungstechniken waren zu finden für das Sakrum (Kreuzbein), die Iliosacralgelenke (ISG) und den lumbosacralen Übergang (Lendenwirbel/Kreuzbein). Die Untersuchung der spinalen Dura (harte Hirnhaut) mit Schaukeln und Gleiten, die Untersuchung und Behandlung des Kopfes mit Stirnbein abheben, Scheitelbein abheben, Keilbein in Kompression und Dekompression (Drücken und Ziehen) sowie die Ohr-Zieh Technik gehörten ebenfalls zum Übungsprogramm.

Das zweite Wochenende wurde durch den Aufbau von Dr. John Upledgers 10-Schritte Programm geprägt. Die ersten Versuche, sich in die Energiezysten einzudenken, fielen allen sehr schwer. Erste Schwierigkeiten bei den Temporalen Techniken wie Schläfenwackeln, Finger-im-Ohr Technik und Ohr-Zieh Technik wurden gemeistert. Für mich war dieser Aufbau eine tolle Technik, die ich ab sofort einsetzen wollte.

Die Energiezysten sind mir nicht so angenehm. Einfach war es nicht, die Unterschiede zwischen Dura-Gleiten und Dura-Schaukeln heraus zu arbeiten. Befunde in der Wirbelsäule (WS) und innen liegender Hirnhaut sind:

Eine Verklebung ist leichter zu beseitigen. Dagegen ist die Vernarbung, nach z.B. Bandscheibenvorfällen, fest wie ein Block. Nach dem Lösen stellt sich für mich ein Rhythmus (Öffnen und Schließen) ein und ich weiß, ich bin am Kreuzbein angekommen.

Die Behandlung der Cranialen Dura ist auch nicht leichter, denn die verschiedenen Strukturen können sehr zäh sein. Auch die Temporalen Techniken haben es in sich. Das Schläfenwackeln ist super und die Finger-im-Ohr Technik gewöhnungsbedürftig. Mit der Ohr-Zieh Technik hatten wir viel Spaß.

Energiezysten und Bogentechnik waren mir bis dato nicht bekannt. Dass Energie in den Körper eintritt und dann gespeichert werden kann, hat uns nachdenklich gestimmt. Wo und wann ist sie eingetreten? Wie viele Jahre kann eine Zyste alt sein? Alle stöhnen! Die Technik, über die Beine, Arme und den Körper die Energiezysten abzuleiten, kam gut an.

Das Kiefergelenk, speziell der Unterkiefer, konnte trotz seiner Komplexität in der Kompression und Dekompression zügig abgehandelt werden. (Es war nicht alles!)

Für alle, die sich etwas auskennen:

Das dritte Wochenende beinhaltet die Dysfunktionen der Cranialen Basis.

Die verschiedenen Dysfunktionen zu erkennen und zu benennen, hat uns gefordert. Verschiebungen von Os sphenoidale und Os occipitale zu behandeln, ist ein ganz besonders sensibles Gebiet und erfordert, sich selbst ganz zurück zu nehmen, was mir besonders schwer fiel und ich denke, den anderen Therapeuten auch.

Flexionstypen sind einfache Patienten mit dem Herz auf der Zunge und der Leichtigkeit des Lebens, auch leicht zu behandeln, der Ernie Typ.

Extensionstypen sind Migräne-Patienten, sie reden wenig über ihre Beschwerden, halten sich fit und verlangen viel von sich, der Bert Typ.

Seitneigungs- und Torsionsläsionen mit rezidivierenden Schmerzsyndromen wie Kopfschmerzen, Augen, Nase, Atemwegbeteiligung und Kiefergelenksproblemen werden uns noch länger beschäftigen.

Bei den ersten drei Läsionen liegt die Ursache außerhalb der Dura Mater. Bei den drei Folgenden innerhalb der Dura Mater im Cranio-Sacralen System.

Laterale Verspannungen können durch Traumen, z.B. Geburt oder Kopfverletzung, auftreten. Vertikale Verspannung durch Traumen.

Kompression durch Stress, Schock, Depressionen und Autismus bei Kindern. Tritt eine Kompression während der Behandlung auf, sind wir auf dem richtigen Weg.

Ein erster Eindruck in die Behandlung von Energiezysten wurde von Susanne an einer Kursteilnehmerin anschaulich gezeigt. Das Hochkommen von alten Erinnerungen auf psychischer wie auf körperlicher Ebene machte uns allen noch große Angst. Die Angst war auf der Ebene, wie soll ich das auffangen und wie kann ich damit umgehen? Susanne beruhigte uns immer mit der Aussage, dass man die Patienten erst dann bekommt, wenn man so weit ist.

Das Wochenende hatte auch das Thema »Säuglinge und wie behandele ich sie?«. Mareike hatte zu diesem Zweck ein Elternpaar mit einem ca. 8 Monate alten Säugling einbestellt. Es gestaltete sich schwieriger als erwartet, da der Vater keine große Schreitoleranz hatte. Danach kam die Behandlung von Babys für mich nicht mehr in Frage.

Kinder ab 6 Jahren und Jugendliche sind für mich sehr schön zu behandeln. Eine 12-Jährige kam mit Vater in die Praxis und er sagte: »Meine Tochter hat solche Kopfschmerzen, es muss was geschehen«. Da ein Termin ausgefallen war, konnte ich sie sofort behandeln. Bei der Behandlung musste ich erfahren, dass ihr vor 4 Monaten in den Bauch getreten wurde. Ich habe sie zu weiteren Sitzungen einbestellt. Nach der Ersten ging es ihr schon viel besser!

Am vierten Wochenende beschäftigten wir uns mit Behandlungen des Gesichtsschädels, des harten Gaumens und wir arbeiteten an der therapeutischen Haltung.

Susanne zeigte an mir die Behandlung des harten Gaumens mit einer Behandlung des Oberkiefers, des Vomer und der Gaumenbeine. Schon gleich kamen Gefühle und Erinnerungen hoch, denn ich hatte mit 16 Jahren einen Reitunfall mit schweren Kopfverletzungen. Die Unterlippe war bis zum Kinn angerissen, der Hals war ca. 6 Wochen komplett schief und ich hatte starke Kopfschmerzen. Leider erfolgte damals keine Behandlung!

Danach behandelte Sandra meinen Gaumen und löste einen Weinkrampf aus. Anschließend empfand ich mich gerade, mein Blick hatte eine neue Ausrichtung und ich fühlte mich erleichtert.

Dieser Komplex aus Oberkiefer, Vomer und Gaumenbeinen (harter Gaumen) steht im Zusammenhang mit dem Keilbein. (Somit müssen vor der Behandlung der Thoraxeingang, das Zungenbein und das Keilbein gelöst werden). Auch das Becken sollte frei sein. Solange wir uns noch nicht sicher sind, wenn wir uns überhaupt jemals sicher werden, lösen wir in der 2. Behandlung den Komplex Kiefer. Jetzt beim Schreiben wird mir wieder klar, was Upledger da vorschlägt: »Dem Behandler wird empfohlen, den Erfolg auf Heilung an den Patienten oder das Universum abzugeben«. Das hat viele Vorteile – auch für die eigene Psyche.

Die Behandlungen vom Nasenbein und Jochbein waren dagegen sehr angenehm. Manche bekamen besser Luft und andere hatten keine Zahn- oder Kieferschmerzen mehr. Auch bei den folgenden Behandlungen kann ich nur von positiven Rückmeldungen über Behandlungen an Jochbein und Nasenbein berichten.

Die therapeutische Haltung wurde uns von Susanne toll vermittelt. Die Übungen, die auf Abstand durchgeführt wurden, haben ein intensives Gefühl hervorgerufen, mit dem keiner gerechnet hatte. Über Beklemmung, Kälte und Ablehnung war alles zu spüren. Jeder konnte seine Haltung nochmal überdenken und in Zukunft sensibler damit umgehen.

Das fünfte Wochenende hatte das Thema »Der Weg des Ausdrucks«.

Meine Erfahrungen aus diesem Wochenende sind ganz enorm! Leider habe ich bis jetzt die Themen Gaumen, Zähne und Zunge noch nicht angegangen. (Keine Gelegenheit) Ich hatte ganz eigene Erfahrungen mit dem Thema Hexenschuss und wie er sich auf den ganzen Körper und auch auf die Dura Mater auswirkt.

Eigene Erfahrungen mit Patienten

Die Behandlungen gehen unheimlich in die Tiefe. Ich hatte eine sehr schöne Kieferbehandlung bei einem Kind, das lispelte. Es war in kieferchirurgischer Behandlung und der Kiefer war zu eng. Nach einer Behandlung hatte der Kiefer schon gute Bewegungen und das Vomer saß völlig fest. Nach der zweiten Behandlung war auch das Vomer gut beweglich.

Die zweite tolle Erfahrung war mit einer Ergotherapeutin, deren Kiefer völlig unbeweglich war und 4 mm auseinanderklaffte. In der ersten Behandlung hatte ich nur Querstruktur und Kopf behandelt und das hatte schon eine Verbesserung von 1–2 mm gebracht. Nach der zweiten Behandlung, die für uns beide ein Erlebnis war, hatte der Kiefer eine unheimlich gefühlte Weite.

Gefühle der Teilnehmer nach den ersten fünf Lehrgängen:

Hier könnte man aussteigen. Am Anfang sagte Helma: »Ich fühl nix« und jetzt ist es schon besser. Renate muss auch für sich weitermachen! Kleiner Witz von Renate: »Acer, was heißt das eigentlich?« Andere können sich besser entscheiden und wollen mehr an sich denken. Manche können besser auf ihren inneren Arzt hören oder haben noch Angst vor der Kieferbehandlung. Viele sind erstaunt über ihre Fähigkeiten und erkennen eigene Belange und haben jetzt mehr Selbstachtung entwickelt. Ein paar entwickeln Fluchtgedanken wegen der Strukturarbeit. Viele positive Gedanken und Erkenntnisse verbinden diese Gruppe. Auch einzelne Schicksale schweißen uns sehr eng zusammen und deshalb machen auch alle weiter. Toll! Es ist ein schönes Energiegefühl in dieser Gruppe!

Meine eigenen Gefühle spielen etwas verrückt und ich weiß nicht, wie ich mich entscheiden soll. Mache ich nur noch Cranio und löse mich von den anderen Therapien oder brauche ich keine Entscheidung zu treffen? Wird sich alles von ganz alleine richten? Die Zukunft wird es weisen.

Erlebnisbericht einer Behandlung am Sonntag den 31.10.2010

Manchmal kommt es anders als man (ich) denkt. Alles begann mit einer Nachbehandlung von einer vorhergehenden Therapie bei sehr starken Schmerzen mit deutlicher Bewegungseinschränkung. Ich hatte die Dorntherapie angewandt und mit Craniogriffen abgeschlossen. Das Becken, der Oberbauch und der Kopf wurden behandelt. Heute hatte die Patientin nach zwei beschwerdefreien Tagen wieder einen starken Schmerz im Becken und es stellte sich heraus, dass das Becken und der Kopf wieder schief waren. Nach ein paar Griffen war klar, dass ich die

Hände auflegen musste. In Bauchlage, die eine Hand am Kopf und die andere am Kreuzbein, wurde die Energie abgeleitet. Das dauerte schon 8 Min bis 10 Min. bis wieder ein Rhythmus einsetzte. Weiter ging es in der Rückenlage, um den Kopf behandeln zu können. Dabei wanderten die Schmerzen im Körper. Das Ziehen am Kopf löste Verkrampfungen und Zittern im ganzen Körper aus und ich musste an die Füße fassen. Das Zittern hat sich dann auf mich übertragen, es war mir unangenehm, aber da kein Rhythmus mehr zu spüren war, blieb ich einfach da. Nach 10 Min. ging dann ein Spannungsgefühl mit weinerlicher Stimmung und heftiger Atmung durch ihren Körper und auch durch meinen Körper. Ich habe sie beruhigt und immer weiter gehalten und es wurde langsam besser. Entspannung an den Füßen wurde spürbar und ich wechselte an Kopf und den Oberbauch, da sie dort noch starken Druck verspürte. Mit etwas Weinen und ein paar Erkenntnissen beruhigte sich der ganze Körper und wir haben anschließend nochmal über die Gefühle gesprochen. Dieses Zittern hatten wir im Bowtech-Kurs nach einer Steißbeinbehandlung und es dauerte eine Stunde, bis es nachließ. Die ganze Behandlung hatte 1.15 Std. gedauert und mich emotional berührt, aber auch sehr gefreut, da es ihr anschließend besser ging. Am Abend gab es einen Anruf, dass es ihr besser ging. Nach einem Spaziergang fühlte sie sich wohler und von einer Last befreit. In der nächsten Woche wurde es zunehmend besser, sodass sie Ihren verschobenen CT- Termin absagen konnte.

»Prozessbegleitende Gesprächsführung« war das Thema des sechsten Wochenendes.

Der Freitag hatte nochmal » Der Weg des Ausdrucks« zum Thema.

Meine erste, eigene Behandlung mit nächtlicher Nachwirkung!

Susanne hatte mich am Freitag behandelt und es war angenehm entspannend. Es zeigte sich ein Druck auf der Brust, der so groß wie eine Mango war und abfließen konnte. In meinem Kopf entstand ein

Druckgefühl und diese Spannungen konnten nicht vollständig aufgelöst werden. Erinnerungen an die Kindheit kamen hoch und flossen ab. Am Samstag im Kurs konnte ich einige Emotionen spüren und hier und da eine Träne in den Augen der Anderen sehen. In der Nacht kam es zu einem Grenzerlebnis für mich.

Nachts um 3 Uhr – Mein Mann bekam schlecht Luft und musste andauernd husten. Ich legte ihm die Hände auf und konnte sie fast 30 Minuten nicht wegnehmen. Er hatte nicht einmal mehr gehustet, die Atmung wurde ruhiger und er schlief ein. Eine Hand musste an seiner Schulter bleiben, denn es war ununterbrochen ein Therapeuten-Puls (ein vom Herzschlag unabhängiger Puls) zu spüren. Gleichzeitig wurde mein Körper dick und schwer, als würde mein Körper dort weiter machen, wo er am Freitag aufgehört hatte. So stellte ich mir eine SEE (Somato-Emotionale-Entspannung) vor. Mein Körper hatte komische Spannungen und es dauerte, bis mir klar wurde, was er wollte. Der Arm wollte nach oben und das Bein nach unten, sich beugen, verrenken und eine Position einnehmen, in der ich Energie ableiten konnte. In dieser Lage, irgendwie (dieses Wort war Renates ständiger Begleiter) gut, verharrend, floss es eiskalt ab. An der Arminnenseite und auch aus dem Bein floss alte Energie mit Bildern, Gefühlen und Farben aus dem Körper heraus. Mir wurde klar, warum ich die letzten Wochen keinen Berg laufen konnte. Mein Bauch war immer voll und die Brust so eng und zu. Die Krankenschwester in mir dachte an das hohe Cholesterin, verkalkte Adern, Ablagerungen und vieles mehr. Danach kamen noch andere Positionen. Es floss grüne Farbe in das Herz-Chakra. Eine unendliche Weite und Leichtigkeit durchströmte meinen Brustkorb. Der Kopf war frei! Er wollte zwischendurch auch noch gedrückt werden. Es kam noch zu weiteren Bewegungen, Bildern, (Inliner Sturz, alles blau und gelb) und ich war hellwach. Etwas hielt mich wach, die Angst, am Morgen alles vergessen zu haben! Nachdem ich alles aufgeschrieben und eine heiße Milch mit Honig getrunken hatte, schlief ich ein. Gut!!! Es war Sonntag, der 7.11.2010, ungefähr 5:00 Uhr und der Kurs begann um 9 Uhr.

Das Thema am Sonntag:

»Die sprachliche Begleitung und innere Haltung während der Therapie«
Das Kommunikationsspiel am Anfang hatte mir gut gefallen! Sieben Leute saßen sich gegenüber und erzählten über immer andere Themen. In der einen Reihe waren Therapeuten und in der anderen Patienten. Die Aufgabe war, mit offenen und geschlossenen Ohren zuzuhören und unser Gegenüber zu beobachten.

Themen waren: Der erste Kuss, Mutter, Vater, Kindheit, mein Haustier, heute Morgen, Politik, einzelne Personen, Geschwister, Arbeit, Auto, wie war die Kindheit usw.

Wir sollten wiederholen und nachfragen. Attribute des Vertiefens waren Verbalisieren und Anerkennen. Eigene Interpretationen sollte man raushalten! In die Schuhe des Anderen schlüpfen!

Die Demo »Sprachliche Begleitung« an einer Kursteilnehmerin wurde von aufregenden Gefühlen begleitet. Anschließend hatten wir, ohne zu behandeln, die sprachliche Begleitung geübt. Wir konnten sofort in die Tiefe gehen, da bei den Meisten die Tore geöffnet waren. Kursteilnehmerin H. konnte nicht im Raum bleiben, wegen ihres Tinnitus. Es war tatsächlich eine hohe Geräuschkulisse.

Barbara hatte am Abend auch noch nachgearbeitet und festgestellt, dass sie gut organisiert war und sagte: »Wer gut organisiert ist, ist nur zu faul zum Suchen«

Beim Stocken des Rhythmus wurde die sprachliche Begleitung eingesetzt! Wie: Ganz schön beeindruckend, anstrengend, schmerzhaft, beängstigend. Ganz schön enttäuschend, genau das zu tun, hm? Ganz schön aufregend, hm? Scheint eine Menge Ärger in Dir zu sein, hm? Das hat Dich ganz schön mitgenommen, hm? Das macht Dich ganz schön ärgerlich, hm?

Im Dialog mit dem Patienten. Nur so viele Vorgaben wie nötig! So gut begleiten, dass sich die Türen öffnen! Veränderung in der Position bringt ein Ende des Prozesses!

Beispiele: Wie geht es Dir im Moment? Was fühlst du? Was passiert gerade in Dir? Wo nimmst du das wahr? Wie genau fühlt es sich an?

Kannst du mehr erzählen? Hast du ein Bild dazu? Wenn du das Bild betrachtest, wie geht es Dir damit? Was wäre anders, wenn?

Erlebnisbericht am 24.11.2010 mit einer Patientin, die Magersucht hatte.

Ihre Mutter wurde über Cranio-Sacral Therapie aufgeklärt und wir entschieden, dass es einen Versuch wert war. Bei der ersten Behandlung vor 4 Wochen wurden der Kopf und die Querstrukturen behandelt. Zu Beginn der zweiten Behandlung, ich war an den Füßen, wurde ihr schon ganz warm und sie hat sich wohl gefühlt. Ihre Hand lag auf dem Unterbauch und ich arbeitete mit ihr, um ein Gefühl für ihren Körper zu vermitteln. Der Unterbauch wurde sehr schön warm und es kehrte Ruhe ein. Ich wechselte zum Oberbauch, auch über ihre Hand, was nicht so positiv war, und sie legte Ihre Hand auf die Brust. Hier kamen wir ins Gespräch, was da wohl abfließen könnte, vielleicht Angst? Sie sah auch Farben und wir tauschten farbliche Visionen aus und wie man sie nutzen konnte. Eine Energiezyste ist danach abgeflossen und meine Hand wanderte zur HWS, die andere auf die Brust. Hier kam es dann zu Energieentladungen mit starken Gefühlen für beide. Die Angst lief als Kälte über mich ab (stark fühlbar) und sie hatte es auch gut beschrieben. Ihre Wut auf sich und die Krankheit, die Schwäche, nicht durchhalten zu können, verlies ihren Körper. Danach kam grüne Farbe und sie sollte über den Kopf in den Körper kommen und blieb in den Armen stecken. Meine Anregung, es nochmal zu versuchen, über den Brustkorb die Farbe ins Herzchakra und in den Oberbauch zu leiten, gelang gut. »Was macht die Farbe mit Dir«? »Sie macht mich stark, um durchzuhalten.« Mir liefen zwischendurch Tränen die Wange runter und ich wusste, wie groß Ihre Angst und auch Trauer war. Sie bestätigte meine Frage dann auch. »Du warst ganz schön traurig die letzte Zeit, hm?« Sie brauchte noch einige Zeit meine Hand auf der Brust und die Farbe wechselte nochmals auf blau und strömte durch den ganzen Körper. Ich hatte sie gefragt, ob sie Ihren Körper spürt und was er braucht. Das konnte sie noch nicht ganz erkennen oder spüren. Sie verließ ganz gerührt und zuversichtlich die Praxis. Da ich sie vor der Behandlung gedanklich an das Universum abgegeben hatte, ging es mir auch gut!! Das war am Samstag den 4.12.10. und am Dienstag fing sie an zu essen!!! Am 8.1.11 hatte die Patientin 6 Kilo zugenommen.

Das siebte Wochenende – und es mussten viele Emotionen raus!!!!!!

Barbara hatte viel behandelt und war dadurch unheimlich ruhig und ausgeglichen. Sie hatte ihre Struktur verloren, die ihr immer so wichtig war und fand das gut.

Helma war mit Ihrer Chefin wegen Cranio im Kampf. »Die Kinder müssen sich an die sanfte Helma noch gewöhnen«, meinte sie.

Cordula hatte Kopfschmerzen seit dem letzten Kurs und das Gefühl, nicht alles gelöst zu haben. Leider hatte Sie wenig behandelt.

Sandra konnte nicht behandeln wegen Ihres Jobs. Das störte Sie sehr.

Marga hatte jetzt eine Dauerpatientin und war sehr nah am Wasser gebaut.

Alex hatte ruhige Zeiten, behandelte viel und es klappte gut.

Tamara ging es gut, sie hatte wenige, aber gute Behandlungen.

Mareike konnte viele Kinder behandeln. Renate hatte die Ruhe in sich gefunden!! Das Klangschalenwochenende hatte ihr gut getan – auch, sich behandeln zu lassen. Ihre Tochter hatte gesagt: »Lass dich nicht verhexen!«

Am Freitag gingen wir nochmal auf die Struktur ein. Wir behandelten das SSB, was noch gerade so anlag. Es klappte bei allen gut! Wir waren doch schon fortgeschrittene Cranioanfänger.

Samstagmorgen sollten wir unseren inneren Arzt finden und der Behandler sollte uns führen. Soweit klappte das ganz gut bei allen.

»Mein innerer Arzt ist im Himmel, vielleicht Gott oder das Universum! Mein Zentrum der Kraft ist das Dantian (neu »Tan Tien«) und es sieht aus wie ein Brunnen, aus dem das Wasser läuft. Er speist den ganzen Körper.«

Samstag nach der Mittagspause kamen wir in Kontakt mit SEE (Somato-Emotionale-Entspannung). Es gab in der ganzen Gruppe teils heftige Entladungen. Es lag viel Energie in der Luft. Da die Gruppe super miteinander vertraut war, konnte auch vieles gelöst werden. Eine mögliche Heilung konnte beginnen.

In unserer Gruppe hatte T. das Bild – Eine Karawane zieht weiter und der Sultan ist tot. H. hatte das Bild von einem Riesen und einem Zwerg. M. konnte das Tor nicht erreichen. Ich hatte eine Dose in der Brust und die wurde geöffnet. Die Büchse der Pandora.

Am Sonntag war es schön! Wir hatten die Energiebahnen oder Linien im Körper gefunden und an ihnen gearbeitet. Danach behandelten wir die sieben Energie-Chakras und harmonisierten sie. Mittags war die Aura das Thema. Sie wurde ausgestrichen und mit Klangschalen behandelt.

Meine zweite, eigene Behandlung bei Susanne war ein Erlebnis. Im Solarplexusbereich lag ein Stein, später eine Holzperle, die zwar kleiner wurde, aber trotzdem nach oben wanderte. Susanne spürte sie noch vor mir. Sie wanderte die Speiseröhre hoch und musste mit Würgen ausgespuckt werden. Mir kam blitzartig der Gedanke, Fruchtwasser geschluckt zu haben. Es hatte auch so geschmeckt (ha ha). Dieser Druck in dem Brustkorb zog sich noch durch das ganze Wochenende. In der Woche darauf bekam ich leider noch eine Migräne (zu spät gemerkt) und kämpfte drei Tage bis zur Besserung. Seitdem ging es mir gut und der Druck und die alte Atemnot hatten sich weiter verbessert. Es ist mir wichtig, dass man weiß, Cranio ist nicht nur schön, sondern auch Arbeit!

Mein Behandlungserlebnis im Januar mit Energie!

Ich hatte Herrn F. zur Cranio bestellt. Er fühlte sich nicht gut, hatte Druck im Kopf, Unruhe im Körper und konnte schlecht schlafen. Schon an den Füßen musste ich die mir entgegenkommende Energie ableiten und es dauerte lange, bis sich alles beruhigte. Im Becken kam ein regelrechter Energieschwall über mich. Im Oberbauch, Nacken, Schulter, Zungenbein überall der gleiche Befund von einer Energieflut. Von uns beiden wurde es einfach hingenommen (es sollte so sein), nur abgeleitet, der enorme Druck aus dem System genommen. Der Versuch, die sprachliche Führung in Gang zu bringen, scheiterte. Der Kopf war ein Erlebnis, denn er ist Migräne-Patient. Zu meiner Überraschung waren die Strukturen fast alle gerade und ich konnte mich dem Energiefluss hingeben. Plötzlich war die Zeit (1 Stunde) schon um und ich hatte nur abgeleitet und das Gewebe entspannt.

Manchmal passiert einfach nichts außer Gewebsentspannung! Wow!

Bei unserem Abschlussgespräch sagte er dann: »Sowas habe ich noch nie gespürt und ich kann noch nicht mal sagen was!« Da ich das Gleiche sagen konnte, machten wir einen weiteren Termin. Wir wollten das Erlebte auf uns wirken lassen. Den nächsten Termin hatte er durch seine Ehefrau absagen lassen. Damit gab ich mich nicht zufrieden und rief ihn an. Es war erst besser, kam wieder und er konnte schlafen. Da er ein krankes Pferd pflegte, musste er früh aufstehen und hatte keine Ruhephasen und konnte sich nicht um seinen Körper kümmern.

Wer jetzt keine Zeit hat, gesund zu sein, braucht später vielleicht viel Zeit, krank zu sein!

Leider war ich am 8. Wochenende nicht in Staufenberg! An diesem Wochenende fand ein wichtiger Tai Chi Lehrgang statt. Während dieses Lehrgangs, Tai Chi chuan, hatte eine Kursteilnehmerin eine Gallenkolik entwickelt. Ich bot ihr an, die Cranio-Sacral Therapie in der Mittagspause zu machen. Im Liegen und nach nur 10 Minuten waren alle Schmerzen verschwunden und blieben es auch das ganze Wochenende. Kein Wochenende ohne Cranio-Sacral Therapie!

Trotzdem möchte ich meine Gefühle der letzten Wochen schildern!

Ich lernte die Cranio-Sacral Therapie jeden Tag von einer anderen Seite kennen und das begeisterte mich. Ich machte Strukturarbeit, jedoch war sie bei jedem Patienten anders. So habe ich herausgefunden, dass das Lösen vom Nasenbein eine Erleichterung im ganzen Schädel bringt. Der gelöste Schädel wirkt sich auf die blockierte HWS aus. Der zweite und sechste Halswirbel ist dann direkt frei. Somit können die KG's (Physiotherapeuten) unter uns, ich natürlich auch, die HWS über den Kopf lösen.

Erfahrungsberichte in der Zeit vom Februar bis Mai 2011

Ich war hin- und hergerissen zwischen meinen Therapien! Irgendwie haben alle ihre Berechtigung. Ich hatte bei Akutpatienten mit diversen Blockierungen auch schon mal nur Cranio-Sacral Therapie gemacht. Das führte leider nicht dazu, dass alle BWS-Blockaden gelöst waren und wenige hatten Atemnot. Oft mache ich Kombinationen; Dorntherapie voraus, begleitende Griffe aus dem Bowtech und anschließend Cranio-Sacral Therapie.

Bei ca. 30 Patienten mit HWS Blockaden konnte ich herausfinden: Erst sollten alle Kopfgriffe angewandt werden, über C0/C1, Stirnbein, Schläfenbein, Keilbein und – ganz wichtig – das Nasenbein. Danach werden das Jochbein und der Kiefer behandelt. Der Wirbel C2, der in 95 % der Fälle nach links rausstand, regulierte sich von ganz allein. Er passte dann in die Loge, da sich die Schädel-Basis entspannte. Ich kontrollierte den Rhythmus an der Cranialen Basis und weitete die Eintrittsstelle des Rückenmarks. Danach richteten sich C6 und C7, die meist nach rechts verschoben sind, wieder ein. Anschließend wird der Kopf gehalten. Weitergehend behandelte ich das Becken und gegebenenfalls die Querstruktur. Diesen Behandlungsvorgang könnte man auch in den KG Praxen einsetzen.

Eine Patientin (Verwandtschaft) kam mit Magen- und Darmbeschwerden (starker Brechreiz) zu mir. Sie war schneeweiß und musste sich seit 2 Tagen übergeben. Sie nahm Nux vomica. Ich testete ein Homöopathisches Mittel aus und verabreichte ihr Arsenicum album C30, drei Tage ein Globuli. Ich wollte noch ihre Craniale Basis kontrollieren, da ich eine Atlasblockade ausschließen musste. Die Basis war nur leicht verspannt und ich legte die Hand auf den Oberbauch und spürte sofort eine große Energiezyste. Ich erklärte ihr den Zusammenhang und leitete sofort die Zyste ab. Mich überlief es ganz stark und ich fragte sie, ob ein körperliches oder psychisches Trauma stattgefunden hatte oder ob sie vielleicht große Angst empfand. Sie hatte große Angst und es liefen sofort ein paar Tränen. Ich konnte das Thema nicht erörtern, da die Zeit nicht ausreichte. Sie war Krankenschwester und sollte alle Spannung und Hitze ableiten. Über den Zusammenhang von Angst und sich übergeben sollte sie nachdenken. Nach einer Stunde kam sie nochmal, weil sie ihr Handy vergessen hatte. Sofort sah ich ihr rosiges Gesicht und es ging ihr besser. Zwei Tage später sah ich sie auf einer Geburtstagsfeier und sie berichtete: »Einmal habe ich mich am nächsten Tag noch übergeben müssen, wegen eines starken Geruchs, sonst geht es mir gut«. Später kam raus, sie war schwanger!!!

Eine Frau G. K. war schon zweimal in der Praxis und spricht super auf Cranio an. Wir hatten schon das Themen Trauer und Wut besprochen und den starken Druck im Kopf und auf den Ohren abgeleitet. Es hatte sich zwar viel getan, aber der Druck war unverändert. Ich wollte eine Kieferbehandlung machen. Trotzdem kontrolliere ich vorher immer das Becken und blieb sofort hängen. Als erstes kamen der Kreuzbeingriff, dann die Oberbauchzyste, der Brustkorb und der Hals dran. Zum Abschluss wurde der Kopf behandelt. Sie spürte und kommentierte jede Position mit Farben und Gefühlen. Die Stunde war um!!! Sie konnte es nicht fassen und ich auch nicht. Wir umarmten uns und sie hatte keinerlei Druck im Ohr oder Kopf. WOW!!!

Frau B. kam vor zwei Wochen mit starker Migräne zu mir. Sie hatte eine Aura mit Halbseitenlähmung, Sprachstörung, Sehstörung, kein

Gehör, wahnsinnige Kopfschmerzen und wurde in den letzten Wochen zweimal vom NAW abgeholt. Sie arbeitete als Kindergärtnerin. Der Kopf fühlte sich an, als hätte sie einen Eisenhelm auf. Ihr ganzer Körper war wie eingesperrt. In der ersten Behandlung wurden das Becken, der Oberbauch und der Kopf bearbeitet. Sie ging raus und war wie befreit. Sie möchte erst in zwei Wochen wiederkommen, da sie drei Arzttermine und Akupunktur hat. Sie hatte auch Daueranwendungen bei einem guten Masseur und Dorntherapeuten. Bei der zweiten Behandlung wurde das Becken bis zur kompletten Lösung gebracht, eine Energiezyste im Oberbauch gelöst, riesig groß, die sich mit sprachlicher Begleitung ableiten ließ. Im Kindergarten (Arbeitsplatz) stand ein Wechsel an und sie hatte große Angst um die Kinder. Die Farbe Grün konnte sie in den ganzen Körper einleiten und es entstand eine Ruhe in ihr, die sie nie kannte. Der Kopf rundete die totale Entspannung, die sie lange nicht hatte, noch ab. Wir waren beide völlig fasziniert.

Das neunte Wochenende!

Am Freitag hatten wir viel auszutauschen und nur wenig Zeit für Behandlungen. Bei allen gab es Turbulenzen. Susanne stellte uns verschiedene Rhythmen vor, die wir dann gleich fühlen konnten. Wir machten einen Test und zählten 1 Minute die Bewegungen. Es kamen ganz unterschiedliche Zahlen zu Tage. Der normale Cranio-Sakrale Rhythmus liegt zwischen 6 und 12 Öffnungen in der Minute. Andere sind noch langsamer.

Am Samstag zeigte Susanne an einer Kursteilnehmerin, wie eine SEE aussehen könnte. Es war eine intensive Anschauung und Begleitung.

Mareike Dornheim wurde verabschiedet, was uns allen sehr schwer fiel. Durch ihre ruhige und nette Art hatte sie uns viel gegeben.

Samstag und Sonntag wurde in Gruppen gegenseitig behandelt. Den Abschluss bildeten die Speicherorgane mit ihren Meridianen, sie wurden abgeleitet oder aufgefüllt.

Meine eigene Behandlung nahm für mich einen unerwarteten Verlauf. Im Vorgespräch plante ich, die Struktur zu behandeln, da ich die ganze Woche schon einen Anflug von Migräne hatte. Doch nach wenigen Minuten der Behandlung ging mein Körper in die Embryostellung und die damalige Geburt nahm ihren gedanklichen Verlauf. Mein Kopf war zu dick und hing auch noch an der Hüfte fest. Birgit hatte mich an den Händen rausgezogen und es wurde wieder hell um mich. Von Gefühlen überwältigt tauschten wir uns aus. Im Laufe der Woche hatte sich meine Wirbelsäule verändert.

Das zehnte und letzte Wochenende!

Das Thema Organe sollte ja in einem gesonderten Kurs behandelt werden. Diesen Kurs habe ich jetzt 2014 angefangen.

Das war nun mein letzter Bericht, der letzte Lehrgang, und die Stimmung im Kurs passte dazu. Sättigung, Lustlosigkeit, keine neuen SEE. Wir suchten eine Lösung und fanden sie auch. Es war Freitagabend und Helma wünschte sich die Organwäsche. Wir strömten die Organe und es fühlte sich gut an.

Am Samstag philosophierten wir und behandelten uns am Nachmittag.

Das Thema passte zum Wochenende »Der Abschied«.

Am Sonntag stellte uns Susanne Rollenspiele vor und wir schrieben einen Brief über einen nicht abgeschlossenen Konflikt. Es war sehr spannend, die Rolle des Gegenübers zu spüren. Auch das Thema, ein Handtuch, ein Buddha oder ein Kreisel zu sein, war eine Herausforderung. Wir spürten Trauer, da wir uns nun nicht mehr treffen konnten, aber auch Erleichterung, jetzt erst mal zu arbeiten.

Ende des Berichts und des Lehrgangs. Ein Dank an Susanne Ahrens-Engemann!

Meine Ausbilderin. Internet: www.spirit-rebalance.de

Über die Autorin

Ute Opper, geb. 1958 in Krofdorf bei Gießen, ist ausgebildetete Krankenschwester, Rückenschulleiterin, Fachsportlehrerin und Heilpraktikerin mit Schwerpunkt Wirbelsäule. Sie absolvierte Fortbildungen unter anderem in den Bereichen Dorntherapie, Bowtech (ArT), Entspannungstechniken und Cranio-Sacral Therapie mit Schwerpunkt Kopf und Migräne. Seit 10 Jahren arbeitet sie in eigener Praxis und gibt Kurse für Wirbelsäulengymnastik, Pilates, Tai chi chuan und Qi-Gong im eigenen Fitnessstudio »Fitalis« in Wettenberg-Krofdorf-Gleiberg.

Danke an alle, die mir geholfen haben!!!

Tanja Stoll, Jörg Stracke, Tina Döhmer, Kerstin Drescher, Ingrid Götz, Karina Raith und viele mehr, die Ihre Geschichten für mich aufgeschrieben haben.

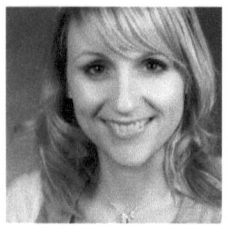 Mein Name ist Karina Raith. Ich bin am 12.03.1978 in Lich geboren. Nach meinem Abitur 1997 habe ich ein Studium der Betriebswirtschaft mit Schwerpunkt Fremdsprachen an der Accadis Bad Homburg begonnen und im September 2000 als »Diplom European Business Assistant« abgeschlossen. Vor zwei Jahren habe ich mich entschieden, neben dem Beruf noch ein Fernstudium zur staatlich geprüften Übersetzerin für Englisch zu absolvieren.

Seit dem 27.05.2014 darf ich mich nun offiziell »Staatlich geprüfte Übersetzerin« nennen. Dieser Abschluss erlaubt es mir außerdem, als Korrektorin bzw. Lektorin zu arbeiten. Ich freue mich daher sehr, dass Ute mir die Möglichkeit gegeben hat, erste Erfahrungen als Korrektorin dieses Buches zu sammeln. Ich wünsche Ute weiterhin viel Glück und Erfolg!

Literaturliste

Gedichte zum Auswendigleben, Werner Sprenger – Nie/nie/sagen-Verlag
ISBN 3-921778-04-2

Muskelentspannung nach Jacobson, Wilhelm Johnen –
Gräfe und Unzer
ISBN 3-7742-2325-4

Shaolin Qi Gong/Energie in Bewegung, Shi Xinggui – Koha-Verlag
ISBN 978-3-86728-023-5

Qigong/Grundlagen Methoden Anwendung, Kenneth Cohen –
Bechermünz
ISBN 3-8289-4883-9

Die Methode Dorn, Gerda Flemming – Aurum-Verlag
ISBN 3-591-08407-7

Tai Chi, Siegbert Engel – BLV Sportpraxis Top
ISBN 3-405-16659-4

Übungseinheiten Yoga, Anna Elisabeth Röcker – Südwest Verlag
ISBN 3-517-08131-0

Qigong Hilfen für den Alltag, Liane U. Schoefer – Falken-Verlag
ISBN 3-8068-1316-7

Märchen von der Traurigen Traurigkeit, Inge Wuthe – lucy körner verlag

Wiese der Träume, Märchen und NLP Metaphern im Internet

Mit dem Herzen lächeln, Li Zhi-Chang – Heyne Verlag
ISBN 3-453-19723-2

Chakra Gesundheitsbuch, Dr. Li Wu und Anna Cavelius –
ISBN 978-3-89897-565-0